Heiner Dunckel/Dieter Zapf

Psychischer Streß am Arbeitsplatz

Belastungen, gesundheitliche Folgen, Gegenmaßnahmen

Unter Mitarbeit von
Lothar P. Schardt, Norbert Semmer, Norbert Troy
und in Kooperation mit dem
Verein Arbeit, Bildung, Forschung e.V.

Bund-Verlag

© 1986 by Bund-Verlag GmbH, Köln
Lektorat: Gunther Heyder
Herstellung: Heinz Biermann
Graphische Gestaltung: Klaus Schröter
Umschlag: Roberto Patelli, Köln
Druck: Braunschweig-Druck, Braunschweig
Printed in Germany 1986
ISBN 3-7663-3005-5

INHALT

VORWORT

In vielen Anzeigen oder Werbebroschüren großer Computerhersteller wird immer wieder behauptet, daß Belastungen oder Streß am Arbeitsplatz der Vergangenheit angehören. Die neuen Techniken hätten es nun endgültig erreicht, daß die Arbeitsbedingungen insgesamt gesehen weniger belastend, daß sie human geworden sind, oder doch in naher Zukunft sein werden! Kommt dieser Text deshalb zu spät?

Von anderen wird im Zusammenhang mit der Diskussion um die Arbeitszeitverkürzung hervorgehoben, daß das eigentliche Problem schon nicht mehr die Arbeit oder die Belastungen in der Arbeit, sondern die Freizeit und die Frage einer sinnvollen Freizeitbeschäftigung ist. Hätten wir uns deshalb nicht vielmehr mit Streß in der Freizeit beschäftigen sollen?

Wir meinen und dieser Text soll dies zeigen, daß Streß am Arbeitsplatz nach wie vor ein großes Problem der heutigen Arbeitswelt darstellt, ein Problem, das nach wie vor gemeinsame gewerkschaftliche Maßnahmen der Arbeitnehmer verlangt.

Der Text ist in 6 Kapitel gegliedert, die aufeinander aufbauen.

Im **ersten** einleitenden Kapitel sollen Zahlen und betriebliche Fallbeispiele zeigen, daß es mit dem Gesundheitszustand der abhängig Beschäftigten nicht zum besten steht und er sich in den letzten Jahren wieder verschlechtert. Wir wollen schon hier unsere Annahme nicht verhehlen, daß der schlechte Gesundheitszustand der arbeitenden Bevölkerung unter anderem durch belastende Arbeitsbedingungen, durch Streß am Arbeitsplatz verursacht wird.

Im **zweiten** Kapitel wollen wir der Frage nachgehen: Was ist Streß? Schon jede/jeder hat sich schon einmal gestreßt gefühlt. Es ist aber gar nicht so einfach, eine genaue Antwort darauf zu finden, was "Streß" bzw. was "psychischer Streß" ist. In diesem Kapitel soll eine Antwort gefunden werden.

Im **dritten** Kapitel findet man einen Überblick über die gesundheitlichen Folgen von psychischem Streß.

Im **vierten** Kapitel wird gezeigt, welche betrieblichen Belastungsfaktoren man unterscheiden kann und welche gesundheitlichen Folgen die unterschiedlichen Belastungsfaktoren haben. Am Schluß dieses Kapitels haben wir die wichtigsten Belastungsfaktoren in Form einer "Prüfliste" zusammengefaßt. Diese Prüfliste kann für alle interessierten Kolleginnen und Kollegen ein Hilfsmittel bei der Einschätzung von Belastungen am Arbeitsplatz sein.

Vieles von dem im Text Geschriebenen wird Widerspruch, insbesondere von der Arbeitgeberseite hervorrufen. Um die Kolleginnen und Kollegen schon von vorneherein auf diese Argumente vorzubereiten, gehen wir im **fünften** Kapitel auf typische Gegenargumente gegen Streß am Arbeitsplatz ein.

Im **sechsten** und letzten Kapitel werden Schritte und Maßnahmen gegen Streß am Arbeitsplatz aufgezeigt.

Zum Schluß noch einige Anmerkungen zum Text: Wir haben darauf verzichtet, die verschiedenen Untersuchungen, auf die wir uns berufen, jeweils ausführlich darzustellen, sondern wir beschränken uns auf die jeweiligen Kernaussagen. Wir wollen und können in diesem Text auch nicht das "Für und Wider" jeder dieser Untersuchungen im einzelnen ausführen. Uns kam es vielmehr darauf an, auf einer wissenschaftlichen Grundlage zu zeigen, daß belastende Arbeitsbedingungen mitverantwortlich für gesundheitliche Beeinträchtigungen sind. Wer sich die einzelnen Untersuchungen genauer ansehen möchte, findet Literatur in den Anmerkungen und in der Literaturliste am Schluß dieses Textes. Im laufenden Text sind kapitelweise die Nummern der Anmerkungen in Klammern eingefügt.

In dem Text kommen Frauen nur selten vor. Dies liegt nun nicht etwa daran, daß Frauen weniger belastet sind als Männer - ganz im Gegenteil! Die meisten in diesem Text aufgezeigten Belastungsfaktoren gelten insbesondere auch für die typischen "Frauenarbeitsplätze". Davon ganz abgesehen muß man immer bedenken, daß berufstätige Frauen **zwei** Arbeitsplätze haben: einen im Betrieb und einen zu Hause. Aber auch der vorliegende Text muß damit klar kommen, daß berufstätige Frauen und Frauenarbeitsplätze nach wie vor viel zu wenig untersucht sind. Wenn häufig von Arbeitern und Angestellten, also männlichen Beschäftigten, die Rede ist, dann auch deshalb, weil es zu wenige Untersuchungen über berufstätige Frauen gibt. Aus diesem Grund möchten wir an dieser Stelle auf das in dieser Reihe erschienene Buch von Marianne Resch und Martina Rummel verweisen: Von allem die Hälfte. Frauen im Beruf.

LOTHAR LAST: EIN FALLBEISPIEL 1

In diesem Buch werden wir uns mit Streß am Arbeitsplatz, den gesundheitlichen Folgen von Streß und den Maßnahmen gegen Streß am Arbeitsplatz beschäftigen. Zur Verdeutlichung greifen wir immer wieder auf ein betriebliches Beispiel zurück: Lothar Last gelernter Dreher und Mitglied des Betriebsrates.

Lothar Last trifft beim abendlichen Spaziergang seinen früheren Kollegen Reinhart Ruh. Sie bleiben stehen und reden ein paar Worte miteinander.

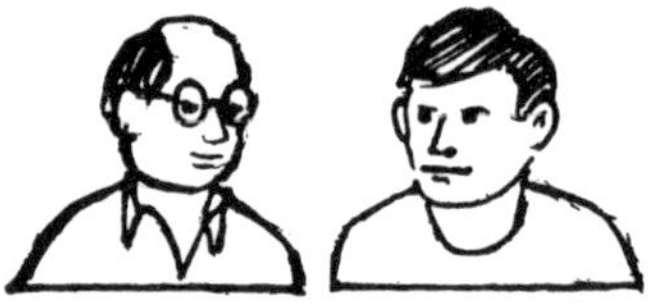

FALLBEISPIEL

"Hallo, Reinhart! Ja, wir haben uns aber lange nicht mehr gesehen!" begrüßt Lothar Last den ehemaligen Arbeitskollegen.
"Wie geht's dir denn so auf Rente? Du bist sicher froh, nicht mehr arbeiten zu müssen. Ich glaub, das tät mir auch gefallen, nicht mehr jeden Tag in den Betrieb!" Reinhart Ruh schüttelt den Kopf.
"Weißt du, Lothar, ich hab mir immer gewünscht, mal viel Zeit zu haben. Ich hab ja einen Garten und ein Haus. Da fällt immer mal was an. Aber jetzt geht es nicht mehr so recht. Mit meiner Hand, da kann ich nicht mehr alles greifen und schwer heben darf ich sowieso nicht, wegen dem Herz. Was soll man dann da so den ganzen Tag machen... Die Kollegen von früher treff ich ja auch kaum mehr. Den Kegelabend, den wir früher immer hatten... da gehör ich jetzt nicht mehr so richtig dazu! Na, und viele von den Kollegen kenn ich ja schon gar nicht mehr. Ich hätte ja noch einige Jahre arbeiten können. Früher in der Entwicklungswerkstatt, das waren noch Zeiten! Da haben wir noch Qualitätsarbeit gemacht, da kam's genau drauf an! Aber jetzt - wer interessiert sich denn noch für meine Fähigkeiten und meine Erfahrungen? Aber was hilft's? Man muß sich halt irgendwie damit abfinden. Irgendwie gehts immer weiter."
"Du schaffst das schon, Reinhart. Hast doch bis jetzt auch immer alles geschafft!" Lothar Last schaut auf die Uhr.
"So, jetzt muß ich aber weiter! Mach's gut, Reinhart und grüß deine Frau von mir!"
"Mach's auch gut, Lothar, und schau halt mal wieder vorbei!"
"Ja, mal sehen, was sich machen läßt. Man hat halt immer so wenig Zeit. Also, Servus!"

Die beiden Arbeitskollegen gehen auseinander. Die zufällige Begegnung mit seinem früheren Arbeitskollegen beschäftigt Lothar Last jedoch noch weiter.

"Zeit hat er jetzt tatsächlich genug!" denkt Lothar Last.
Und er denkt an früher, an seine eigene berufliche Vergangenheit.

Damals nach dem Krieg die Bäckerlehre und darauf die Jahre, interessante und abwechslungsreiche Tätigkeit, wenn ihm auch das frühe Aufstehen manchmal schwer fiel. Dann wurde der zentrale Backofen angeschafft. Da änderte sich natürlich einiges! Wenig später bekam er diese Mehlallergie. Damit war's natürlich erst mal aus mit der Bäckerei. Damals kam einiges zusammen. Er hatte sowieso schon hohe Schulden durch seinen Hausbau. Nun wurde die finanzielle Situation äußerst schwierig, weil er ja auch noch umschulen mußte. Und schließlich hatte er noch die zwei kleinen Kinder und ständig Ärger mit dem Hausbau. In dieser Zeit kam das zum ersten Mal, so ein Grübeln, Sorgen und die Angst, das alles nicht zu schaffen. Viel getrunken hatte er dann auch noch eine Zeit lang, um die ganzen Probleme wenigstens ab und zu vergessen zu können. Das gab zusätzlichen Ärger zu Hause - ein Teufelskreis!

Aber so schnell gibt ein Lothar Last nicht auf! Die anschließende Umschulung zum Dreher schaffte er gut. Hat ihm ja auch Spaß gemacht. Und später die Beschäftigung in dem Betrieb in B. gefiel ihm auch. Flanschen hatte er da hergestellt. Die Kollegen waren in Ordnung. Nur der ständige Akkord und später auch noch Schichtbetrieb machten ihm zu schaffen. Tagsüber konnte er ja schon immer schlecht schlafen, und seine Kinder waren nun mal nicht immer leise. Jedenfalls schlug es ihm mit der Zeit ganz schön auf den Magen.

Als sich dann die Möglichkeit bot, in die Entwicklungsabteilung überzuwechseln, hatte er natürlich gleich zugegriffen: Fertigung von einzelnen Werkstücken, Präzisionsarbeit, keine Schicht, kein Akkord, sehr gute Bezahlung. An diese Zeit erinnert er sich immer am liebsten. Damals hatte er auch Reinhart Ruh kennengelernt. Besonders gern dachte Lothar Last an die Tage, an denen sie mal wieder ein scheinbar unlösbares Problem hatten. Da überlegten sie dann zu zweit oder zu dritt und tüftelten so lange herum, bis es dann doch noch klappte. Der Zusammenhalt unter den Kollegen war sehr gut. Man arbeitete gerne zusammen.

Der Schlag kam dann, als nach acht Jahren die Abteilung geschlossen und der restliche Betrieb in die nächste Stadt, nach F., verlegt wurde. Lothar Last arbeitete dort wieder an der Drehmaschine.

Damals passierte auch der Unfall mit Reinhart Ruh. Um einen guten Akkordsatz zu erreichen, umgingen sie manchmal die Sicherheitsvorschriften. Reinhart Ruh hatte nur eine Sekunde nicht richtig aufgepaßt...

Der Arzt hatte Reinhart Ruh geraten, einen Rentenantrag zu stellen. Letztes Jahr war er bewilligt worden.

Vor drei Monaten nun kamen diese neuen computergesteuerten Drehmaschinen. Ein Chaos ist das seitdem. Die Einweisung an den neuen "CNC-Maschinen", so heißen die, ist schlecht, dauernd funktioniert was nicht und keiner kennt sich richtig aus. Ja, wenn früher mal was an seiner Maschine kaputtgegangen war, konnte er es meist selbst beheben. Aber an diesen neuen Maschinen geht das nicht mehr!

Das Hauptproblem aber ist noch ein anderes und das beschäftigt Lothar Last vor allem als Betriebsrat: Die neuen CNC- Maschinen arbeiten um vieles schneller. Zwar soll die Produktion ausgedehnt werden. Trotzdem aber braucht man weniger Leute. Das erzeugt Konkurrenz unter den Kollegen. Wenn auch keine Entlassungen drohen, so stehen doch Versetzungen an. Aber keiner will aus der alten Abteilung weg. Schon als in der Abteilung durchsickerte, daß die neuen CNC-Maschinen angeschafft werden sollten, wurde das Verhältnis unter den Kollegen schlechter. Und es wird auch wieder Schicht gearbeitet. Die neuen Maschinen müssen ausgelastet werden, meint die Geschäftsleitung:

"Sonst rechnet sich das nicht!" Lothar Last wundert sich nicht, daß sich seine Magenbeschwerden wieder melden und in den letzten Wochen schlimmer geworden sind.

REINHART RUH UND LOTHAR LAST SIND KEINE EINZELFÄLLE

1983 schied die Hälfte (49,8 Prozent) aller Erwerbstätigen vorzeitig aus dem Erwerbsleben aus! Bei den Arbeitern waren es 55 Prozent, bei den Arbeiterinnen sogar fast zwei Drittel(59,2 Prozent), die wegen Berufs- oder Erwerbsunfähigkeit vorzeitig in Rente gingen (1).
1979 befragte die IG Metall etwa 100 000 Arbeiter. Über die Hälfte gab an, daß sie mit ihrem Gesundheitszustand unzufrieden ist (2).

Genauso alarmierend sind auch die Zahlen aus Reihenvorsorgeuntersuchungen, die 1970 in Baden Württemberg durchgeführt worden sind. Damals wurden 50 000 Arbeiter und Angestellte untersucht, die bis dahin als gesund galten. Die Ergebnisse waren erschreckend:

- Etwa 65 Prozent der Männer waren eindeutig krank; bei den Frauen waren es sogar 71 Prozent.

- Etwa 21 Prozent der Männer wurde eine Kurbehandlung empfohlen (3).

Nach langer Zeit sinkt auch die Lebenserwartung in der Bundesrepublik wieder (4). Besonders schlecht ist es um die Lebenserwartung erwerbstätiger Frauen bestellt. Sie sterben im Durchschnitt etwa 7 Jahre früher als ihre männlichen Kollegen (5), wie aus den Statistiken der Bundesanstalt für Angestellte hervorgeht.

In einer Auswertung der Daten der Ortskrankenkassen, bei der etwa die Hälfte aller Pflichtversicherten der Gesetzlichen Krankenversicherung erfaßt wurden, zeigte sich insbesondere eine Zunahme von Arbeitsunfähigkeitsfällen infolge psychischer Erkrankung (6). Die Tatsache, daß vermehrt Arbeiterinnen und Arbeiter davon betroffen sind, legt den Schluß nahe, der inzwischen wissenschaftlich auch vielfach bestätigt wurde:

- Sowohl körperliche als auch seelische Erkrankungen werden durch die Arbeitsbedingungen mitbestimmt.

Mit dem Gesundheitszustand der Erwerbstätigen ist es offensichtlich nicht zum besten bestellt. Die genannten Zahlen stehen sogar in einem krassen Mißverhältnis zu dem wünschenswerten Gesundheitszustand, wie er bereits 1942 von der Weltgesundheitsorganisation (WHO) genannt wird.

Gesundheit ist ein Zustand vollkommenen körperlichen, seelischen und sozialen Wohlbefindens und nicht nur der Abwesenheit von Krankheit.

Auf diesen Gesundheitszustand, auf die "Unversehrtheit der Person", hat jeder Mensch ein Recht. Im Artikel 2 des Grundgesetzes heißt es dazu:

(1) Jeder hat das Recht auf freie Entfaltung seiner Persönlichkeit

(2) Jeder hat das Recht auf Leben und körperliche Unversehrtheit

Im Grundsatzprogramm des Deutschen Gewerkschaftsbundes von 1981 heißt es dazu:

> **Die Arbeitnehmer haben das Recht auf eine menschenwürdige Arbeit. Die Arbeitsbedingungen haben diesem Grundrecht der Arbeit gerecht zu werden. Die Bedingungen der Arbeit prägen nicht nur die Persönlichkeit, die berufliche und soziale Lage der Menschen, sie beeinflussen auch das Familienleben, die Freizeit, die Wahrnehmung der Bildungschancen und die Teilnahme am gesellschaftlichen Leben.**
> **Maßstab aller wirtschaftlichen Betätigung müssen menschenwürdige Arbeits- und Lebensbedingungen sein. Deshalb kämpfen die Gewerkschaften für eine sichere Beschäftigung, für die Erhaltung und Verbesserung der beruflichen Qualifikationen, für die Entfaltungsmöglichkeiten in der Arbeit und den Schutz der Gesundheit der Arbeitnehmer.**

Was im Grundgesetz steht und programmatisch im DGB-Grundsatzprogramm festgehalten ist, findet sich auch im Betriebsverfassungsgesetz wieder und wird häufig im Zusammenhang mit den "gesicherten arbeitswissenschaftlichen Erkenntnissen" diskutiert. So beinhaltet § 90 des Betriebsverfassungsgesetzes das an den Arbeitgeber gerichtete Gebot, bei der Ausgestaltung der Arbeitsplätze die "gesicherten arbeitswissenschaftlichen Erkenntnisse" über die Auswirkungen von Arbeitsbedingungen zu berücksichtigen. § 91 beinhaltet ein "korrigierendes" Mitbestimmungsrecht des Betriebsrates. Das heißt, der Betriebsrat kann angemessene Maßnahmen zur Abhilfe, Minderung oder zum Ausgleich verlangen, wenn der Arbeitgeber die gesicherten arbeitswissenschaftlichen Erkenntnisse nicht genügend berücksichtigt hat.

Der gesamte Bereich des Unfall- und Gesundheitsschutzes unterliegt dem vollen Mitbestimmungsrecht des Betriebsrates (§ 87, Abs. 1 Nr. 8). Auch hier spielen die gesicherten arbeitswissenschaftichen Erkenntnisse eine große Rolle.

Gesicherte arbeitswissenschaftliche Erkenntnisse?

Wann jedoch kann eine arbeitswissenschaftliche Erkenntnis als "gesichert" gelten? (7) Wann ist z.B. "bewiesen", daß eine bestimmte Arbeit krank macht? Eine weithin akzeptierte, wenn auch nicht unumstrittene Antwort auf diese Frage lautet (8):

Arbeitswissenschaftliche Erkenntnisse gelten dann als "gesichert" im Sinne des Gesetzes, wenn sie

> **1. mit Hilfe wissenschaftlicher Methoden hinreichend begründet sind,**
>
> **2. von der überwiegenden Meinung in der Fachwelt als solche anerkannt werden,**
>
> **3. kollektiv (unter der Beteiligung der Tarifparteien) vereinbart worden sind,**
>
> **4. in einschlägigen Regelwerken (z.B. DIN-Normen, Arbeitsstättenrichtlinien) enthalten sind,**
>
> **5. in gesetzlichen Vorschriften enthalten sind, auch wenn diese einen anderen Geltungsbereich haben.**

Während die Punkte 3 bis 5 einigermaßen klar sind, liegt das Problem bei den ersten beiden Anforderungen. Diese Anforderungen erscheinen zwar auf dem ersten Blick recht plausibel. Man kommt jedoch sofort in arge Verlegenheit, wenn man nun genau feststellen soll, ob eine bestimmte Erkenntnis methodisch-statistisch hinreichend begründet worden ist oder ob sie vom überwiegenden Teil der Fachwelt akzeptiert wird. Es wird wohl keinen Wissenschaftler geben, der von sich behauptet, über eine objektive und für alle Zeit zuverlässige Lösung eines Problems zu verfügen. Noch wesentlich problematischer wird es, wenn man bedenkt, daß in der Praxis über arbeitswissenschaftliche Probleme ja nicht Arbeitswissenschaftler, sondern in erster Linie die Arbeitgeber und Betriebsräte und in zweiter Linie, wenn es Streitfälle gibt, Juristen zu entscheiden haben.

Wir stehen noch vor einem weiteren Dilemma: Wissenschaftler können nur Wahrscheinlichkeitsaussagen darüber machen, wie sich Arbeitsbedingungen auf die Gesundheit auswirken.

> Wir kennen das z.B. von den Folgen des Rauchens. Man kann z.B. sagen: Das Krebsrisiko ist bei einem Raucher größer als bei einem Nichtraucher. Man kann jedoch nicht sagen, daß jeder, der raucht, auch Krebs bekommt. Nichtsdestoweniger ist es unumstritten, daß Rauchen krebsfördend ist. Das gleiche gilt für die arbeitswissenschaftliche Forschung. Wissenschaftlich kann man z.B. feststellen, daß Arbeit unter Zeitdruck gesundheitsschädlich ist. Man kann jedoch nie ganz genau sagen: Soundsoviel Zeitdruck macht krank, weniger macht nicht krank. Aber deshalb kann man auch hier nicht sagen: Solange die Leute nicht umfallen wie die Fliegen, solange ist ja noch alles einigermaßen in Ordnung! Man wird vielmehr längst vorher Alarm schlagen müssen.

Das hat jedoch folgende Konsequenz: Wo man den Schnitt macht, was dem einzelnen zugemutet werden kann, was der einzelne als Berufsrisiko in Kauf nehmen muß, ist nicht nur eine wissenschaftliche Frage, sondern wird zu einer Frage betrieblicher und gesellschaftspolitischer Auseinandersetzungen. Dies zeigte sich auch in Punkt 3 bei der Frage, was eine "gesicherte arbeitswissenschaftliche Erkenntnis" ist: Diejenigen Sachverhalte gelten als "gesicherte arbeitswissenschaftliche Erkenntnis", die kollektiv durchgesetzt werden konnten! Man weiß z.B., daß lange Arbeitszeiten auf die Gesundheit gehen und die meisten Arbeitsunfälle in der letzten Arbeitsstunde passieren. Dennoch mußte bisher jede Arbeitszeitverkürzung von den Gewerkschaften erkämpft werden. Die Umsetzung arbeitswissenschaftlicher Erkenntnisse ergibt sich nicht "automatisch". Sie muß in den Betrieben durchgesetzt werden. Deshalb wollen wir uns auch im folgenden mit zwei Aspekten beschäftigen:

- Was kann in der psychologischen Streßforschung als gesicherte arbeitswissenschaftliche Erkenntnis gelten?

- Welche Handlungsmöglichkeiten haben Betriebs- und Personalräte bei der Durchsetzung einer menschengerechten Gestaltung von Arbeitsplätzen?

WAS IST STRESS? 2

FALLBEISPIEL

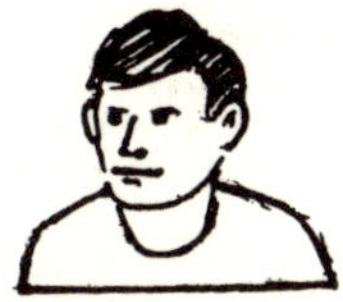

> Wenn Lothar Last aus dem Werkstor raus war, war ihm die Arbeit noch längst nicht aus dem Kopf. Es dauerte immer erst mal eine Weile, bis er richtig abschalten konnte, bis er wieder "richtig Mensch" war.
>
> "War das heute wieder ein Streß!"
>
> Diesen Spruch bekam die Familie deshalb öfters zu hören, wenn Lothar Last von der Arbeit nach Hause kam. Lothar Last war dann meistens ziemlich gereizt und wollte erst mal seine Ruhe.

Der Mensch verbringt einen beträchtlichen Teil seines Lebens bei der Arbeit. Aber auch noch über die eigentliche Arbeitszeit hinaus wird ein Teil des Lebens unmittelbar durch die Arbeit bestimmt.

Da die Arbeit einen großen Teil des Lebens einnimmt bzw. beeinflußt, kann man annehmen, daß sie auch einen großen Einfluß auf die körperliche und seelische Gesundheit hat. Viele Wissenschaftler, aber auch die Arbeitnehmer wie z.B. Lothar Last selbst, glauben und wissen, daß Streß bei der Arbeit eine zentrale Bedeutung für die Beeinträchtigung der Gesundheit hat. Es lohnt sich von daher, einmal genauer zu betrachten, was denn nun eigentlich Streß ist.

Zunächst einmal scheint "Streß" ja ein fast "alltäglicher" Begriff zu sein, den beinahe jeder verwendet. Denn wer hat sich nicht schon durch irgendetwas (Prüfung, Arztbesuch, grausamer Film oder Ärger mit dem Vorgesetzten usw.) "gestreßt" gefühlt?

Will man aber genauer klären was eigentlich Streß ist, dann scheint dies doch gar nicht so einfach. Dies hat zwei Gründe.

■ Einmal haben so verschiedene Dinge wie Arbeitshetze, monotone und langweilige Arbeit, Lärmbelästigung, Ärger mit Kollegen oder Vorgesetzten etwas mit Streß zu tun. Sie alle können einen "stressen".

■ Zum anderen sind sich die Wissenschaftler selbst nicht ganz einig, was nun eigentlich was ist. Da ist von Streß, von Stressoren, von Streßreaktionen, Streßfolgen, Belastung, Belastungsfolgen, Beanspruchung usw. die Rede. Manchmal bedeuten unterschiedliche Begriffe das gleiche, manchmal versteht jeder unter dem gleichen Begriff etwas anderes. Das hängt zum Teil damit zusammen, daß Wissenschaftler aus unterschiedlichen Fachrichtungen, wie z.B. Medizin, Biologie, Psychologie, Soziologie, Ingenieurwissenschaften, sich mit dem gleichen Thema beschäftigen und alle einen unterschiedlichen Erfahrungshintergrund mitbringen.

Trotzdem scheint den zum Teil recht unterschiedlichen Streßkonzeptionen eines gemeinsam: Streß bezeichnet immer eine Art Ungleichgewicht, ein "Aus-den-Fugen-geraten". Irgendeine Anforderung der Umgebung oder irgendeine Situation geht über das "Normalmaß" hinaus. Personen kommen (zunächst) mit dieser Situation nicht mehr richtig klar. Die Gründe dafür werden recht unterschiedlich gesehen.

Manche Wissenschaftler sagen:

Streß ist ein MERKMAL DER SITUATION: der STRESSENDE ARBEITSPLATZ

Aus der Sicht dieser Wissenschaftler hat Streß wesentlich nur etwas mit der objektiven Situation oder den objektiven Bedingungen zu tun, die dem einzelnen vorgegeben sind (1). Die Arbeitsaufgabe, die Arbeitsumgebung (z.B. Lärm), oder ein bestimmtes Vorgesetztenverhalten gelten dann als stressend, unabhängig von den einzelnen Personen und ihren Reaktionen. Dabei wird eines nicht berücksichtigt: Ein und derselbe Streßfaktor kann bei unterschiedlichen Personen unterschiedliche Auswirkungen haben. Während der eine bei einem bestimmten Lärm sich nicht mehr konzentrieren kann, macht das dem anderen noch gar nichts aus.

Andere behaupten:

Streß ist ein MERKMAL DER PERSON: die GESTRESSTE PERSON

Diese Gruppe von Wissenschaftlern versteht unter Streß typische Reaktionen von Menschen z.B. auf Arbeitsanforderungen (2). Solche Reaktionen sind zum Beispiel vermehrte Adrenalinausschüttung (das sogenannte Streßhormon), zunehmende Pulsfrequenz oder auffallende Leistungsstörungen oder auch Erschöpfungssymptome. Aus dem Auftreten dieser Reaktionen schließt man dann auf das Vorhandensein von Belastungsfaktoren, die diese Reaktionen ausgelöst haben. Dieses vor allem in der medizinischen Streßforschung beliebte Vorgehen befriedigt aber auch nicht. Es hat sich nämlich gezeigt, daß die Reaktionen, die man dann als Streßreaktionen bezeichnet, auch in Situationen auftreten, wo nach allgemeinem Sprachgebrauch keine Belastungen oder kein Streß vorliegen. Beispielsweise kann eine erhöhte Pulsfrequenz auch bei einer freudigen Überraschung auftreten. Es gibt kaum menschliche Reaktionen, die nicht auch in einer nicht belastenden Situation auftreten können. Deshalb kann man so schwer von Reaktionen auf Belastungsfaktoren zurückschließen.

Zusammenfassend kann man deshalb sagen: Wer Streß erklären will, stößt auf zwei Hauptprobleme:

- Personen reagieren sehr unterschiedlich auf gleiche Arbeitsanforderungen oder allgemein auf vergleichbare Situationen. Deshalb ist es äußerst schwierig, unabhängig von den Personen und ihren Leistungsmöglichkeiten anzugeben, welche Anforderungen oder Situationen zu Streß werden.

- Es gibt kaum menschliche Reaktionen, die nur bei Streß auftreten. Jede scheinbar für Streß typische Reaktion kann auch auftreten, wenn keine Streßsituation vorliegt.

■ Um Streß erklären zu können, muß man sowohl Merkmale der Situation (z.B. Arbeitsanforderungen) als auch Merkmale der Person (z.B. die Fähigkeit, die Arbeitsanforderungen zu bewältigen) heranziehen.

Wir hatten eingangs schon gesagt, daß die verschiedensten Anforderungen oder Merkmale einer Situation wie komplizierte Arbeitsaufgaben, eilige Arbeitsaufträge, Arbeitshetze, Lärm, Hitzearbeit, Probleme bei der Arbeitsorganisation, Ärger mit Kollegen und vieles mehr, in den Blick kommen, wenn von Streß geredet wird. Sie haben eines gemeinsam:

Sie führen dann zu Streß, wenn sie auf den Menschen einwirken, ohne daß er ausreichende Möglichkeiten hat, mit diesen Anforderungen fertig zu werden.

Die Anforderungen der Umwelt sind dann offensichtlich nicht im Gleichgewicht mit den Möglichkeiten der Person, diesen Anforderungen gerecht zu werden. Dabei ist mit "Person" hier jedoch keine konkrete Person gemeint. In der Psychologie wird der Begriff "Person" auch dann benutzt, wenn man den Menschen im allgemeinen meint. Man kann nun sagen:

☞ **Streß ist ein UNGLEICHGEWICHTSZUSTAND zwischen den Anforderungen der Umwelt (z.B. den Arbeitsanforderungen) und den allgemeinen persönlichen Leistungsvoraussetzungen oder -möglichkeiten.**

Aber nicht jeder Ungleichgewichtszustand ist Streß! Bei jedem Menschen gibt es mit Sicherheit eine ganze Reihe von "Ungleichgewichten", die ihm nicht so sehr wichtig sind. Vielleicht nimmt er das Ungleichgewicht gar nicht wahr. Viele stört es z.B. überhaupt nicht, eine schwierige Mathematikaufgabe nicht lösen zu können. Objektiv aber gibt es ein Ungleichgewicht zwischen der "Schwierigkeit der Mathematikaufgabe" und den "Mathematikfähigkeiten der Person". Wir können deshalb genauer sagen:

☞ **Streß ist ein Ungleichgewichtszustand zwischen Anforderungen der Umwelt und den persönlichen Leistungsvoraussetzungen unter der Voraussetzung, daß dieses Ungleichgewicht als PERSÖNLICH BEDEUTSAM wahrgenommen wird.**

Persönlich bedeutsam heißt, daß es entweder aus persönlichen, aber auch aus organisatorischen (z.B. betrieblichen) Gründen erforderlich ist, dieses Ungleichgewicht zu beheben.

Nun gibt es aber z.B. Personen, die sich beim Sport völlig verausgaben und dieses Gefühl sogar genießen. Auch in diesem Fall entsteht eine Art Ungleichgewicht, das auch für die Person bedeutsam ist. Solange dies aber als angenehm empfunden wird, würde kaum jemand diese Anstrengung als Streß bezeichnen. Wir halten es deshalb für sinnvoll, nur dann von Streß zu sprechen, wenn ein Ungleichgewicht als unangenehm erlebt wird. Dies entspricht dem Alltagsverständnis: Auch hier versteht man unter Streß etwas Negatives. Wir können deshalb weiterhin sagen:

☞ **Streß ist ein Ungleichgewichtszustand zwischen Anforderungen der Umwelt und den persönlichen Leistungsvoraussetzungen. Dieser Ungleichgewichtszustand ist persönlich bedeutsam und wird von der Person als UNANGENEHM ERLEBT.**

Ein Streßzustand tritt also ein, wenn die Anforderungen der Umwelt nicht mit den Möglichkeiten der Person, sie zu bewältigen, übereinstimmen und dieses

Mißverhältnis zwischen Anforderungen und Möglichkeiten der Person vom Arbeitenden als persönlich bedeutsam, unangenehm und negativ empfunden wird. Nicht bewältigen heißt auch, daß eine Person die Anforderungen einer Situation nur unter einem solchen (körperlichen und psychischen) Aufwand schafft, der in keinem vernünftigen Verhältnis zum Ergebnis mehr steht: Man schafft seine Arbeit immer "gerade noch so".

Schließlich ist noch ein letzter Punkt wichtig: Ein Streßgefühl kann auch entstehen, wenn eine Person erwartet oder befürchtet, daß demnächst eine Anforderung auf sie zukommt, die einen für sie wichtigen "Ungleichgewichtszustand" herstellt. Viele kennen das: Man ist z.B. schon vor einer Prüfung gestreßt. Schon der Gedanke an den nächsten Zahnarztbesuch versetzt einen in Streß.

Nicht nur das tatsächliche Auftreten einer Belastung, sondern bereits die Erwartung einer **KÜNFTIG UNANGENEHMEN** Situation kann Streß erzeugen.

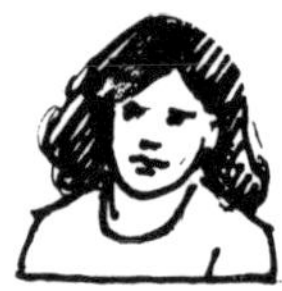

FALLBEISPIEL

Dagmar Druck ist auf dem Weg zum Betrieb. Heute ist Freitag. Dagmar Druck weiß, daß Freitag der härteste Tag ist. Alle Aufträge, die in der Woche nicht erledigt wurden, müssen heute raus! Deswegen ist freitags oft die Stimmung ein bißchen gespannt. Wenn Dagmar Druck nur daran denkt, zieht es ihr schon den Magen zusammen. Sie ist schon morgens gestreßt, wenn sie die Aufträge abholt, und sieht, was da alles auf sie zukommt.

Streßauslöser bezeichnen wir als Belastungsfaktoren, Stressoren oder einfach als Belastungen.

Ein STRESSOR liegt dann vor, wenn die Arbeitsaufgabe oder die Arbeitsumgebung Merkmale aufweist, die bei einem hohen Anteil der davon Betroffenen zu einem persönlich bedeutsamen, unangenehmen Ungleichgewichtszustand führen und die Befürchtung hervorrufen, die Anforderungen nicht bewältigen zu können.

Mit dieser Definition versuchen wir nun scheinbar doch, Streß auf die Situation zu beschränken. Dies ist einerseits auch richtig, denn auch die Personalvertretung wird vorrangig ja Arbeitsplätze verändern wollen und nicht die Personen. Andererseits ist bei dieser Definition auch die Personenseite berücksichtigt: Denn ob ein Stressor vorliegt, hängt davon ab, ob ein bestimmter Anteil von Personen die Arbeit als stressend wahrnimmt. Wie groß dieser Anteil sein muß, läßt sich wissenschaftlich nicht begründen, sondern ist z.B. auch Gegenstand von Tarifauseinandersetzungen.

Noch eine letzte wichtige Frage wollen wir in diesem Kapitel stellen:

Was sind überhaupt **psychische** Belastungsfaktoren?

Sind das besondere Arbeitsbedingungen, die - noch wenig bekannt - nur was mit der Psyche zu tun haben? Sicherlich nicht. Denn praktisch alle Arbeitsbedingungen wirken sich psychisch aus. Der Begriff "psychische Belastungsfaktoren" soll deshalb nur betonen, daß besonders die psychischen Auswirkungen und Aspekte der Arbeitsbedingungen untersucht bzw. berücksichtigt werden sollen.

Damit aber stehen wir vor der Frage, was denn unter "psychisch" gemeint sein kann. Dies kurz zu umschreiben ist gar nicht so einfach, auch wenn praktisch in jeder "Sportschau" von dem psychologisch wichtigem Tor vor der ersten Halbzeit oder der schlechten Psyche der deutschen Sportler bei internationalen Sportwettbewerben die Rede ist.

Die Psychologie kann als Wissenschaft bezeichnet werden, deren Aufgabe darin liegt, das Handeln und Erleben des Menschen zu beschreiben, zu erklären, vorherzusagen und Möglichkeiten zur Veränderung des Handelns und Erlebens aufzuzeigen. Die Psychologie beschäftigt sich deshalb u.a. mit psychischen Vorgängen wie das Wahrnehmen, das gedankliche Vorstellen, Gedächtnisprozessen, Denken, Beurteilen, Planen, Entscheiden und Erinnern, aber auch mit Vorgängen wie Empfinden, Fühlen und Wollen. Dies sind alles innerpsychische Vorgänge, die man nicht direkt beobachten kann (und das macht die Psychologie so schwierig), die aber für das Handeln und Erleben eines Menschen verantwortlich sind.

Machen wir uns an einem Beispiel deutlich, wie ein betrieblicher Belastungsfaktor - der Lärm - sich auf die psychischen Vorgänge auswirken kann bzw. wie psychische Vorgänge die Wirkung des Lärms beeinflussen können.

Zunächst einmal ist erwiesen, daß extremer Lärm bei fast allen Menschen langfristig zu Gehörschädigungen und Schädigungen des vegetativen (unwillkürlichen) Nervensystems führt. Aber selbst extremer Lärm wird je nach Situation sehr unterschiedlich beurteilt. So ist z.B. von großer Bedeutung, ob ich den Lärm selbst verursache oder die Lärmquelle selbst aufsuche (z.B. der Lärm der eigenen Maschine, der Besuch einer Diskothek) oder aber, ob der Lärm von jemand anderem verursacht ist und von mir nicht beeinflußt werden kann (z.B. Straßenlärm). Die Wirkung von Lärm hängt davon ab, wie Personen mit dem Lärm umgehen, wie sie ihn bewerten und beurteilen. Selbstverursachter oder beeinflußbarer Lärm wirkt sich weniger störend aus, als fremdverursachter, nicht beeinflußbarer Lärm, auch wenn er objektiv gleich stark ist.

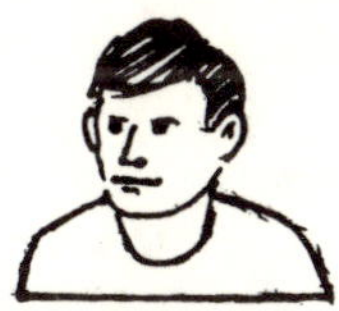

FALLBEISPIEL

Auch bei Lothar Last können wir die Wirkung von Lärm auf psychische Vorgänge feststellen. Wenn auch selten, so gab es in der Entwicklungsabteilung doch ab und zu ziemlichen Lärm aus der Nachbarabteilung. Und dies oftmals dann, wenn Lothar Last gerade an einem Problem herumtüftelte. Er spielte verschiedene Lösungsmöglichkeiten im Kopf durch, dann dieser Lärm - und die gute Idee war weg.

Auch wenn er sich konzentrieren mußte, wenn er jeden einzelnen Arbeitsschritt planen und überwachen mußte, konnte Lothar Last keinen Lärm gebrauchen. Der lenkte nur ab und es wurde noch schwerer, sich zu konzentrieren. Er wurde mit der Zeit ärgerlich, es lief nicht mehr so richtig, kleine Fehler schlichen sich ein usw.

Dieses Beispiel macht vielleicht schon deutlich, wie sich betriebliche Belastungsfaktoren auf psychische Vorgänge auswirken können. Es zeigt aber auch, daß psychische Vorgänge die Wirkung von Belastungsfaktoren verändern können. Dies gilt nun nicht nur für Lärm, sondern auch für andere Belastungsfaktoren, wie wir im Kapitel 4 genauer untersuchen werden.

Schließlich kann Streß durch ein einmaliges Ereignis oder durch anhaltende Stressoren (hoher Dauerlärm) hervorgerufen werden aber auch durch viele kleine Ereignisse, die für sich gar nicht so schlimm wären, aber in ihrer Summe stressend wirken. Ein Beispiel dafür sind z.B. ständige kleine Ärgernisse mit den Kollegen oder Vorgesetzten oder ständige kleine organisatorische Probleme mit Werkzeugen oder Materialnachschub.

Zusammenfassend können wir jetzt sagen:

Streß ist ein Ungleichgewichtszustand zwischen Anforderungen der Umwelt und den persönlichen Leistungsvoraussetzungen. Dieser Ungleichgewichtszustand ist persönlich bedeutsam und wird von der Person als unangenehm erlebt.
Streß entsteht, wenn die Person Anforderungen nicht oder nur durch einen besonderen Aufwand bewältigen kann oder aber, weil die Person befürchtet, demnächst in eine derartige Situation zu kommen. Dadurch entstehen KURZFRISTIGE STRESSREAKTIONEN und LANGFRISTIGE STRESSFOLGEN (3).

Folgendes ist vielleicht schon deutlich geworden: Wenn man Streß als eine Art Ungleichgewicht ansieht, dann kann Streß durch ein "Zuviel" aber auch durch ein "Zuwenig" an Anforderungen entstehen.

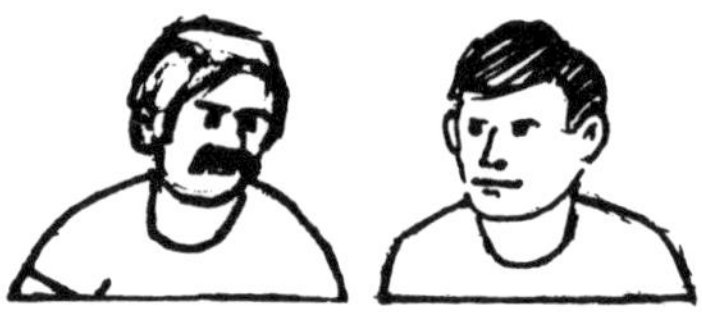

FALLBEISPIEL

Fritz Ford, ein Arbeitskollege von Lothar Last, steht unter Zeitdruck. In sehr kurzer Zeit soll er ein Werkstück herstellen. Um wirklich Qualitätsarbeit zu leisten, bräuchte er viel mehr Ruhe und Zeit. Die Arbeit unter Druck ist Fritz Ford zuviel. Er ist überfordert und fühlt sich gestreßt.

Seit Lothar Last an den neuen numerisch gesteuerten Maschinen arbeitet, hat er nur noch wenig Abwechslungsreiches zu tun. Seine Arbeit besteht hauptsächlich darin, Werkstücke aus- und einzuspannen. Von seinen Fähigkeiten her könnte er viel mehr. Schließlich hatte er früher in der Entwicklungsabteilung Qualitätsarbeit geleistet. Mit den neuen CNC-Maschinen werden seine Fähigkeiten aber nicht mehr ausgeschöpft. Die Eintönigkeit wird ihm zum Streß. Die Arbeit fordert Lothar Last zuwenig.

Dabei gilt:

- ab wann die Arbeitsanforderungen die persönlichen Leistungsvoraussetzungen überschreiten,
- ab wann etwas als unangenehm empfunden wird,

kann von Person zu Person verschieden sein.

Dies ergibt sich ja schon aus unserer Definition von Streß. Denn ob ein Ungleichgewicht entsteht, hängt ja auch von den persönlichen Leistungsvoraussetzungen und -möglichkeiten ab. Ein gut qualifizierter Facharbeiter wird im Vergleich zu einem nicht so qualifizierten Kollegen auch kompliziertere Aufgaben besser und leichter erledigen können und damit nicht so schnell unter Streß geraten.

Jedoch gerade für die Personalvertretung ist wichtig: Persönliche Leistungsvoraussetzungen sind nicht einfach "angeboren", sondern Ergebnis von Qualifizierungsmaßnahmen. Eine gute Qualifikation bzw. eine gute Ausbildung erhöht auch die Möglichkeiten, mit Streß umgehen zu können.

Aber: Wenn die Anforderungen ein bestimmtes Ausmaß überschreiten, empfinden fast alle Menschen Streß.

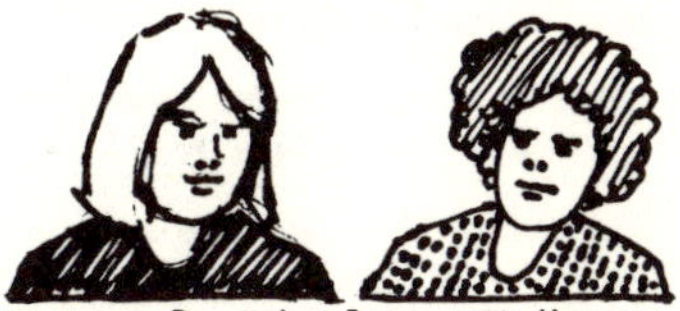

FALLBEISPIEL

Lotte Last, Lothar Lasts Ehefrau, arbeitete z.B. jahrelang mit Hannelore Hastig zusammen in der Endkontrolle. Hannelore Hastig war die Arbeit oft zu viel. Lotte Last schaffte sie ganz gut. Eines Tages aber wurden die Akkordsätze angehoben. Nun hatte auch Lotte Last große Mühe, ihre Arbeit zu erledigen. Beide fühlten sich gestreßt.

Seit 1976 gibt es einen DIN-Normentwurf zu Psychischer Belastung und Psychischer Beanspruchung (DIN 33405), herausgegeben vom Normausschuß Ergonomie im Deutschen Institut für Normung. Dort heißt es:

Unter PSYCHISCHER BELASTUNG werden unterschiedliche Konstellationen von Faktoren verstanden, die von außen auf den Menschen zukommen (z.B. Tätigkeitsanforderungen) und die in Wechselwirkung mit in der Person liegenden Faktoren psychische Beanspruchung hervorrufen können. Unter PSYCHISCHER BEANSPRUCHUNG werden alle Prozesse der zeitlich unmittelbaren Reaktion des Organismus auf psychische Belastung verstanden.

Dieser DIN-Normentwurf stammt vor allem von Arbeitswissenschaftlern und Arbeitsphysiologen. In den DIN-Entwurf fließt ein, daß diese Wissenschaftler vor allem die kurzfristigen Auswirkungen von Belastungen mit physiologischen Methoden (Messung von Herz- und Pulsfrequnz, Hautwiderstand, Katecholaminausschüttung ("Streßhormon") u.a.) messen. Abgesehen davon, daß diese Definition von Belastung sehr allgemin ist und praktisch keine Hinweise auf "negative" Belastungsfaktoren enthält, werden in dieser Definition die langfristigen Auswirkungen von Belastungen und andere Forschungsmethoden zu wenig berücksichtigt.

Auswirkungen von Streß werden nicht unbedingt sofort sichtbar. Manche Auswirkungen sieht man gleich, andere zeigen sich erst nach Jahren.

Auswirkungen können z.B. kurzfristige Streßreaktionen sein, wie:

- Angst- oder Ärgergefühle

- erhöhter Blutdruck oder erhöhte Herzfrequenz.

Letzteres bezeichnet man als physiologische Reaktionen (Physiologie ist die Lehre von den Lebensvorgängen im menschlichen Organismus. Sie werden mit verschiedenen im wesentlichen physikalischen und chemischen Methoden erforscht).

Langfristige Streßfolgen sind z.B.

- psychosomatische Beschwerden wie Magengeschwüre oder Herzbeschwerden

- Gereiztheitszustände oder

- verändertes Gesundheitsverhalten wie vermehrter Zigarretten- und Alkoholkonsum.

Auf die Folgen von Streß wollen wir im nächsten Kapitel genauer eingehen.

Um noch etwas deutlicher zu machen, was wir mit Streß meinen, wollen wir noch einmal hervorheben, was NICHT unter Streß zu verstehen ist:

- Situationen, die zwar hohe Anforderungen stellen, aber nicht unangenehm sind (z.B. große Anstrengung im Sport, starker Lärm in einer Diskothek);

- Ungleichgewichte, die persönlich nicht bedeutsam sind;

- direkte körperliche Schädigungen, wie z.B. Beschwerden durch Asbest o.ä.

In diesem Kapitel haben wir uns ausführlich damit beschäftigt, was Streß ist. Dies war notwendig, auch um festzustellen, daß eine genaue Beschreibung von Streß gar nicht so einfach ist. Im nächsten Kapitel wollen wir uns nun den verschiedenen Auswirkungen von Streß zuwenden.

DIE AUSWIRKUNGEN VON STRESS AM ARBEITSPLATZ 3

3.1 DIE BEDEUTUNG VON STRESSFOLGEN NIMMT ZU

Psychischer Streß in der Arbeitswelt hat in den letzten Jahren an Bedeutung gewonnen, weil die Arbeitsbedingungen sich geändert haben. Mit der Einführung neuer Techniken (teil- und vollautomatische Anlagen, Industrieroboter etc.) hat die körperlich schwere Arbeit etwas an Bedeutung verloren, dafür ist die Arbeit geistig beanspruchender geworden. So ist es auch zu erklären, daß sich der Gesundheitszustand der Arbeitnehmer in den letzten Jahren nicht verbessert hat, wie wir eingangs schon feststellen konnten. Die Zahl typischer Streßkrankheiten ist sogar erheblich gestiegen.

So kommt z.B. eine Untersuchung in einer norddeutschen Werft über gesundheitliche Störungen bei Arbeitern zu folgendem Ergebnis (1):

Von den Befragten berichten

26%	über Kreislaufbeschwerden
42%	über Nervosität
52%	über Kopfschmerzen
36%	über Magenverstimmungen.

In einem großen öffentlichen Verkehrsbetrieb wurden ca. ein Drittel der Beschäftigten wegen Herz-Kreislauf-Beschwerden arbeitsunfähig (2). Alle diese Beschwerden kann man als typische Streßkrankheiten bezeichnen.

- Streßkrankheiten sind keine Einzelfälle! Streßkrankheiten sind zu einer Massenerscheinung geworden!

3.2 KURZ- UND LANGFRISTIGE STRESSFOLGEN

In Kapitel 2 haben wir schon gesagt, daß man die Folgen von Belastungen oder Stressoren in kurzfristige Streßreaktionen und langfristige Streßfolgen unterscheiden kann.

3.2.1 KURZFRISTIGE STRESSREAKTIONEN

Kurzfristige Streßreaktionn sind Reaktionen, die unmittelbar nach Einwirken eines Stressors auftreten.

Dabei kann man noch einmal unterscheiden zwischen

Reaktionen des Denkens und Fühlens

Damit sind z.B. kurzfristige Angst- und Ärgergefühle gemeint, sowie psychische Ermüdung, Erleben von Monotoniegefühlen und Unsicherheit. Die Arbeit wird einem zum Beispiel zuwider oder aber man fühlt sich "wie gerädert".

Physiologische Reaktionen

Typische physiologische Reaktionen bei Streß sind z.B.:

- erhöhte Puls- und Herzfrequenz
- erhöhter Blutdruck
- erhöhte Ausschüttung von "Streßhormonen" (Adrenalin und Noradrenalin, Corticoide).

Kurzfristige Veränderungen des Leistungsverhaltens

Stressoren wirken sich kurzfristig auf die Leistungsfähigkeit des Menschen aus. Dabei sind folgende Auswirkungen möglich:

- Quantitative Veränderung: Man arbeitet zum Beispiel langsamer.
- Qualitative Veränderung: Man arbeitet zum Beispiel oberflächlicher und macht mehr Fehler.
- Veränderung der Arbeitsweise: Häufig ist zu beobachten, daß unter Streß riskantere Arbeitsstrategien bevorzugt werden. Man mißachtet z.B. Sicherheitsvorschriften. Dadurch steigt die Gefahr von Arbeitsunfällen.

Die Arbeitsleistung ist allerdings kein sicheres Indiz für Streß. Im Gegenteil: Man findet auch kurzfristige Leistungssteigerungen. In Belastungssituationen werden nämlich oft die "letzten Energiereserven" mobilisiert. Solche kurzfristigen Leistungssteigerungen können natürlich nicht über längere Zeit ohne entsprechende Erholungszeiten aufrechterhalten werden.

3.2.2 LANGFRISTIGE STRESSFOLGEN: AUSWIRKUNGEN AUF DIE GESUNDHEIT

Jeder Mensch wird einmal krank. Jeder ist psychisch mal nicht "ganz auf der Höhe", reagiert gereizt oder niedergeschlagen. In gewissen Grenzen ist das ganz normal. Auch hat nicht jede gesundheitliche Beeinträchtigung etwas mit Streß oder gar mit Streß in der Arbeit zu tun. Oft sind ganz andere Ursachen entscheidend. Aber: Die gesundheitlichen Auswirkungen von Arbeitsbedingungen sind in der Zwischenzeit unumstritten. Dies gilt auch für psychische Erkrankungen. Dadurch, daß die nervliche Belastung in den letzten Jahren zugenommen hat, hat sich die Zahl seelisch bedingter Erkrankungen erhöht, die arbeitsbedingt sind.

Die Wichtigkeit psychischer Erkrankungen ist erst in den letzten Jahren erkannt worden. So kommt eine vom Deutschen Bundestag eingesetzte Kommission 1975 zu der groben Schätzung, daß jeder dritte Bundesbürger im Leben an Depressionen erkrankt (3). Es gibt wissenschaftliche Untersuchungen (4), die zu dem Ergebnis kommen, daß jeder dritte Arztbesuch wegen psychischer Erkrankung erfolgt. Andere Schätzungen gehen sogar noch viel höher (5). Eine

Analyse der Daten der Ortskrankenkassen zeigt eine zunehmende Tendenz von Arbeitsunfähigkeitsfällen infolge psychischer Krankheit (6).

Gereizt sein und sich belastet fühlen: ein erstes Alarmsignal (7)

Eine Beeinträchtigung der Gesundheit ist auch dann schon von Bedeutung, wenn der Arzt noch nichts Genaues feststellen kann. Zustände der Gereiztheit und "sich belastet fühlen" können beispielsweise ernst zu nehmende Vorstufen schwerwiegender Erkrankungen sein. Solche Zustände der Gereiztheit zeichnen sich dadurch aus, daß man ziemlich erschöpft und nervös ist, ständig seine letzten Reserven mobilisiert, sich schlechter konzentrieren kann und mehr Fehler bei der Arbeit macht. Manchmal fühlt man sich wie ein richtiges Nervenbündel.

Folgende Punkte sind dabei besonders wichtig:

- man kann nach der Arbeit nicht richtig abschalten;

- man reagiert leicht gereizt auf andere Leute, insbesondere dann, wenn sie noch zusätzliche Anforderungen an einen stellen. Dies können z.B. die eigenen Kinder sein, die spielen oder einfach nur herumtollen wollen. Scheinbar ohne Grund schreit man diese dann an, wenn sie laut sind.

- Man fühlt sich abgespannt und zerschlagen und kann sich in der freien Zeit, die man zur Verfügung hat, nur unzureichend wieder erholen.

In einer großen Untersuchung in verschiedenen Betrieben der Metallindustrie zeigte sich zum Beispiel folgendes Ergebnis:

33 Prozent fühlten sich nach der Arbeit stark bis sehr stark erschöpft;

29 Prozent fiel es schwer, nach der Arbeit "abzuschalten";

8 Prozent fühlten sich manchmal als richtiges "Nervenbündel";

11 Prozent waren nervös, wenn sie nach Hause kamen.

(Bei jeder Frage gab es 7 Antwortmöglichkeiten abgestuft von "sehr wenig" bis "sehr stark". Die Möglichkeiten "sehr stark" und "stark" wurden jeweils zusammengefaßt.)

Hier und im folgenden werden wir häufig auf die Ergebnisse des Forschungsprojektes "Psychischer Streß am Arbeitsplatz" zurückgreifen, das vom Bundesministerium für Forschung und Technologie finanziert wurde. Es wird von uns deswegen kurz mit HdA-Streßprojekt bezeichnet. HdA steht für "Humanisierung des Arbeitslebens". In dem HdA-Streßprojekt wurden mehr als 1000 gewerbliche Arbeitnehmer der Metallindustrie zu gesundheitlichen Folgen von Streß am Arbeitsplatz untersucht. Dieses Forschungsprojekt wurde unter der Leitung von Prof. Dr. Siegfried Greif an der Freien Universität Berlin, der Technischen Universität Berlin und der Eidgenössischen Technischen Hochschule Zürich durchgeführt. Neben den beiden Autoren waren weitere Mitglieder des Projektes: Eva Bamberg, Michael Frese, Gisela Mohr, Dorothee Rückert, Martina Rummel, Norbert Semmer, sowie die Züricher Kollegen Urs Fellmann, Ivars Udris und Eberhard Ulich.

Außerdem stimmen z.B. 33 Prozent zumindest teilweise der Aussage zu: "Ich reagiere gereizt, obwohl ich es gar nicht will" (8).

Diese Untersuchung zeigte auch, daß sich viele der untersuchten Arbeitnehmer nach der Arbeit erst einmal ausruhen müssen, um wieder fit zu werden für Hobbys oder anderes. Viele legten sich, wenn sie nach Hause kamen, erst einmal hin. Nur jeder Fünfte gab an, sich nicht erholen zu müssen. Aber 41 Prozent brauchten ein Viertel und 18 Prozent brauchten die Hälfte ihrer Freizeit oder mehr, um wieder fit zu sein. Dies zeigt, wie die Arbeit in die Freizeit hineinreicht.

Ängstlichkeit und depressive Verstimmungen

Angst vor bedrohlichen oder gefährlichen Situationen ist normal und sogar biologisch sinnvoll: Der Körper mobilisiert seine Energie für die Gefahr. In Gefahrensituationen ist Angst eine natürliche Alarmreaktion des menschlichen Organismus. Problematisch wird es erst, wenn Ängste in einer Situation auftreten, in denen die meisten anderen Menschen keine Angst haben oder wenn eine Person anfängt, die Angst aus einer bestimmten Situation auf viele andere Situationen zu übertragen.

Psychologen gehen davon aus, daß Angst in einer bestimmten Situation (die vielleicht auch tatsächlich sehr bedrohlich war; das kommt ja auch während der Arbeit öfters vor, wenn z.B. ein Arbeitsunfall droht oder man Angst hat, den Akkordsatz nicht zu erreichen) gelernt und dann auf andere Situationen übertragen wird, bis sie sich als Dauerzustand herausbildet. Man hat Gedanken wie "das schaff' ich nie", fühlt sich unsicher und bedroht, das Herz schlägt schneller, der Blutdruck steigt und man atmet unregelmäßig. Personen, die häufig mit Angst reagieren, versuchen auch oft, bestimmte Situationen zu vermeiden. Sie gehen solchen Situationen aus dem Weg, obwohl diese vielleicht gar nicht mehr bedrohlich sind (Ein Beispiel: Wenn jemand einmal eine schlechte Erfahrung in der Auseinandersetzung mit einem bestimmten Meister gemacht hat und daraufhin kaum noch einen Vorgesetzten anspricht).

In dem schon erwähnten HdA-Streßprojekt gaben immerhin 7 Prozent an, unter solchen Angstzuständen zu leiden. Die Befragten wurden gebeten, eine der folgenden 7 Antwortvorgaben anzukreuzen: "trifft fast völlig zu", "trifft größtenteils zu", "trifft etwas zu", "trifft mittelmäßig zu", "trifft wenig zu", "trifft größtenteils nicht zu", "trifft überhaupt nicht zu". Beispielsweise sollten die befragten Personen die folgenden Fragen anhand dieser Antwortvorgaben beantworten:

✶ Beispiel 1: Es fällt mir schwer, mit Freunden zu sprechen.

✶ Beispiel 2: Schwierigen Situationen gehe ich lieber aus dem Weg.

✶ Beispiel 3: Ich vermeide es, meinen Vorgesetzten anzusprechen.

Eine andere Reaktion auf Belastungen sind depressive Verstimmungen. Sie sind durch folgende Merkmale gekennzeichnet:

Depressiv verstimmte Menschen haben oft

- eine negative Sicht von sich selbst verbunden mit Selbstvorwürfen ("ich tauge nichts"; "ich kann nichts" usw.);
- eine negative Sicht der Erfahrungen, die man mit seiner Umwelt macht ("alles taugt nichts"; " alles ist sinnlos");

- eine negative Sicht der Zukunft ("alles ist hoffnungslos").

Depressive Menschen haben oft Gefühle der Schuld, Traurigkeit, Hoffnungslosigkeit, Hilflosigkeit und Einsamkeit. Die Stimmung ist niedergedrückt und man kann sich kaum noch zu etwas "aufraffen". Man kann zum Beispiel früh nicht aufstehen oder liegt auch abends stundenlang grübelnd im Bett.

In dem HdA-Streßprojekt gaben 9 Prozent an, daß sie "oft" oder "fast immer" alles für sinnlos hielten. Traurige Stimmungen gaben 5 Prozent der Befragten an.
Es wurde z.B. gefragt, wie häufig folgende Feststellungen zutrafen:

✱ Beispiel 1: Vieles erscheint mir so sinnlos.

✱ Beispiel 2: Ich habe traurige Stimmungen.

✱ Beispiel 3: Ich sehe ohne Hoffnung in die Zukunft.

(Ähnlich wie bei Ängstlichkeit sollten die Befragten eine von 7 Antwortvorgaben ankreuzen.)

Es gibt einen fließenden Übergang von Traurigkeit, Niedergeschlagenheit und leichten depressiven Verstimmungen, wie sie jeder von sich kennt, bis hin zu schwersten Formen von Depressionen, die wegen der akuten Selbstmordgefahr der sofortigen Einweisung in die Klinik bedürfen. Häufigere depressive Verstimmungen sind ein erstes Alarmzeichen.

Körperliche Krankheiten und psychosomatische Beschwerden

Ob jemand krank oder gesund ist, hängt immer auch von psychischen Faktoren ab und wird von diesen mitbestimmt. Krankheit und Gesundheit haben immer auch eine "psychische Seite". Man weiß aus der Alltagserfahrung, wie wichtig es ist, wieder gesund werden zu wollen. Als psychosomatisch bezeichnet man Beschwerden oder Krankheiten, die sich zwar körperlich äußern, aber vor allem psychische Ursachen haben. Es sind Krankheiten, die vor allem durch Streß, Ärger, Sorgen, Traurigkeit usw. entstanden sind. Bei diesen Krankheiten fehlt häufig eine eindeutige körperliche oder äußere Ursache (z.B. ein Erreger, den man mit dem Mikroskop nachweisen könnte, oder eine Krankheit infolge einer Verletzung). Vielmehr lassen sich diese Krankheiten auf ein psychisches Problem, einen Konflikt usw. zurückführen. Daß es solche Zusammenhänge gibt, ist nicht nur wissenschaftlich nachgewiesen. Man sagt z.B. auch in der Umgangssprache: "Der Ärger geht mir auf die Nieren" oder: "Da dreht sich mir der Magen um". Es gibt eine Reihe von psychosomatischen Krankheiten, die man als typische "Streßkrankheiten" bezeichnen kann. Solche Krankheiten sind z.B.:

- Herz-Kreislauferkrankungen (Herzinfarkt!)
- Magen- und Darmerkrankungen (Magengeschwür!)
- Hauterkrankungen
- Bronchitis/Asthma
- Erkrankungen von Nieren, Blase und Harnwegen
- Bandscheibenschäden.

In dem HdA-Streßprojekt gaben von den über 900 befragten Personen an, täglich oder alle paar Tage unter folgenden Beschwerden zu leiden:

Psychosomatische Beschwerden (9)
(Angaben in Prozent)

schnelles Ermüden	46 %
Nervosität	36 %
Schlafstörungen	26 %
Zerschlagenheit	26 %
Aufregung im ganzen Körper	25 %
Schweißausbrüche	21 %
Herzklopfen b. wenig Anstreng.	19 %
Völlegefühl	19 %
Magenschmerzen	15 %
Kopfweh	14 %
Körperverkrampfung	14 %
Sodbrennen	12 %
Herzschmerzen	11 %
Schwindelgefühle	11 %
Konzentrationsstörungen	9 %
Atemnot	8 %
Übelkeit	5 %

Alkohol-, Zigarretten- und Tablettenkonsum

Tabletten, Alkohol und Zigarretten sind psychologisch gesehen Mittel zur Beruhigung und Entspannung (10). Man braucht nur einen Blick in die Werbung zu werfen: Dort werden eine ganze Reihe von Medikamenten zur Entspannung oder gegen Streß angepriesen. Und auch Ärzte verschreiben allzugerne verschiedene Beruhigungsmittel gegen Belastungsfolgen: ein Viertel aller ärztlicher Verschreibungen sind Schmerz-, Beruhigungs- und Schlafmittel (11). Derartige Medikamente verändern die Reaktion des menschlichen Körpers auf Streß: Angstgefühle werden gebremst, man ist nicht mehr so nervös. Langfristig jedoch sind solche Mittel nicht ungefährlich: Man ist zwar im Moment nicht mehr so nervös, wird aber auf die Dauer tablettensüchtig.

"Jetzt muß ich erst mal eine rauchen nach dieser Hektik!"

Diesen Satz hat wohl jeder schon einmal gehört oder selber gedacht. Durch Streß entsteht sicherlich nicht das Rauchen, aber Streß verändert die Häufigkeit des Rauchens. Man raucht unter Streßbedingungen, um sich zu beruhigen. Das mag in Grenzen funktionieren, aber auch hier gibt es indirekte Folgen: kurzfristig beruhigt das Rauchen, langfristig steigt das Risiko für Herz-, Kreislauf- und andere Erkrankungen.

Auch "gutes Essen" oder der "Schlaftrunk", um besser einschlafen zu können, führen zu einer Beruhigung des Körpers und zu einer Dämpfung von Gefühlen wie z.B. von Ängsten. In Maßen sind "gutes Essen" oder bescheidener Alkoholkonsum tatsächlich beruhigend. Dennoch: Wer dauerhaft versucht, den Streß durch Essen oder Alkoholkonsum zu vermindern, nimmt gesundheitliche Folgen in Kauf wie zum Beispiel Herz-Kreiskauferkrankungen durch Übergewicht oder schwerwiegende gesundheitliche Schädigungen durch Alkoholabhängigkeit. Mit Tabletten, Alkohol, Zigarretten oder vielem Essen wird versucht, die Auswirkungen von Streß zu bekämpfen, ohne daß man sich meist Gedanken über die langfristigen Folgen macht. Hoher Tabletten-, Alkohol- und Zigarrettenkonsum können deshalb ein Hinweis auf belastende Situationen sein. Das gleiche gilt auch für den Konsum von Drogen, die bei uns illegal sind wie zum Beispiel Haschisch, Kokain oder Heroin.

Beeinträchtigung des Selbstwertgefühls und der allgemeinen Arbeits- und Lebenszufriedenheit

Unter Selbstwertgefühl versteht man, welche Meinungen und Gefühle jemand gegenüber sich selbst hegt. Sie können gut sein ("Was ich anpacke, klappt auch!") oder schlecht ("Bei mir klappt aber auch nie was!"). Für das Selbstwertgefühl ist der Vergleich mit anderen Personen wichtig. Wer ein positives Selbstwertgefühl hat, hat von sich die Einschätzung, etwas zu können, "wer" zu sein, stolz auf sich zu sein und von seinen Freunden anerkannt zu werden. Beispielsweise wurden die Personen im HdA-Streßprojekt gefragt, ob sie stolz auf ihre Leistungen sind oder aber ob sie öfters nichts Richtiges zustande bringen. Die Befragten konnten zwischen fünf Antwortvorgaben von "stimmt kaum" bis "stimmt sehr" wählen.

★ Beispiel 1: Ich kann stolz sein auf das, was ich geleistet habe.

★ Beispiel 2: Ich bringe öfter mal nichts Richtiges zustande.

Arbeits- und Lebenszufriedenheit betrifft die Einstellung, die man gegenüber seiner Arbeit (z.B. den Arbeitsinhalten, den Vorgesetzten, den Umgebungsbedingungen usw.) bzw. gegenüber seiner gesamten Lebenssituation hat (ob man sein Leben beispielsweise insgesamt interessant und ausgefüllt findet).

Fassen wir die Ergebnisse dieses Kapitels zusammen:

- Arbeitsstreß hat kurz- und langfristige Streßfolgen
- Kurzfristige Streßreaktionen sind
  - Reaktionen des Denkens und Fühlens (Angst- und Ärgergefühle, psychische Ermüdung, Gefühle der Unsicherheit);
  - physiologische Reaktionen (Erhöhung von Puls- und Herzfrequenz, Blutdruck, Streßhormon);
  - Veränderung des Leistungsverhaltens.
- Als langfristige mögliche Streßfolgen kann man unterscheiden:
  - Anhaltende Zustände von Gereiztheit und Belastetheitsgefühlen;
  - Ängstlichkeit und depressive Verstimmungen;
  - psychosomatische Beschwerden und organische Krankheiten;
  - erhöhter Tabletten-, Alkohol- und Zigarrettenkonsum, Einnahme von illegalen Drogen;
  - Beeinträchtigung des Selbstwertgefühls, der Arbeits- und der Lebenszufriedenheit.

In diesem Kapitel haben wir uns damit beschäftigt, welche kurz- und langfristigen Streßfolgen auftreten. Im folgenden Kapitel geht es darum, welche Arbeitsbedingungen für diese Streßfolgen verantwortlich zu machen sind.

WELCHE BELASTUNGEN KANN MAN UNTERSCHEIDEN? 4

In diesem Kapitel wollen wir uns näher damit befassen, welche betrieblichen Belastungsfaktoren nach dem aktuellen Stand der arbeitswissenschaftlichen Forschung mitverantwortlich für Krankheit und Befindensbeeinträchtigungen sind.

Dabei wollen wir besonders psychische Belastungsfaktoren behandeln und körperliche Belastungsfaktoren (wie schwere körperliche Arbeit, einseitige körperliche Belastungen usw.) nur am Rande berücksichtigen.

In der betrieblichen Praxis ist oder sollte für die Arbeitnehmervertretung entscheidend sein, welche Arbeitsbedingungen gesundheitliche Schädigungen und Beeinträchtigungen verursachen oder mitverursachen. Für die Arbeitnehmervertretung ist die aktive Umgestaltung gesundheitsbeeinträchtigender Arbeitsbedingungen das entscheidende, weil wirksamste Mittel zur Verhinderung von Krankheiten bzw. zur Förderung der Gesundheit. Das bloße Herumkurieren an Symptomen (z.B. Medikamente für durch Arbeitsbelastungen besonders betroffene Kolleginnen oder Kollegen) oder gar die Eignungsauslese sogenannter "streßresistenter" (=widerstandsfähiger) Kolleginnen und Kollegen kann letztlich kein brauchbares Mittel im Interesse der Beschäftigten sein.

Der Grundsatz: "Das Übel an der Wurzel bekämpfen" gilt auch hier. Streß am Arbeitsplatz muß dort "behandelt" werden, wo er entsteht, nämlich am Arbeitsplatz. Das Abstellen des Lärms ist z.B. immer besser als persönliche Gehörschutzmaßnahmen.

In der arbeitswissenschaftlichen Forschung sind mittlerweile eine Reihe von Faktoren bekannt, die als bedeutsam für die Entstehung gesundheitlicher Beeinträchtigungen angesehen werden können und die langfristig gesundheitliche Beeinträchtigungen hervorrufen. Wir wollen die verschiedenen Faktoren in fünf Gruppen zusammenfassen und deren Bedeutung für die Entstehung gesundheitlicher Beeinträchtigungen nacheinander abhandeln. Folgende Gruppen sollen unterschieden (1) und erläutert werden:

1. DIE ARBEITSAUFGABE ODER DER ARBEITSINHALT

   - Die Arbeitskomplexität und der Handlungsspielraum
   - Die Variabilität
   - Konzentration und Zeitdruck

2. DIE ARBEITSORGANISATION

   - Ablauforganisatorische Probleme

■ Kooperationszwänge

■ Zeitzwänge

3. DIE UMGEBUNGSBEDINGUNGEN

■ z.B. Lärm, Hitze, Schmutz usw.

4. DIE SOZIALEN BEDINGUNGEN AM ARBEITSPLATZ

■ Sozialer Streß

■ Kommunikation/Isolation

■ Soziale Unterstützung/sozialer Zusammenhalt

5. DIE SONSTIGEN BETRIEBLICHEN RAHMENBEDINGUNGEN

■ Arbeitsplatzsicherheit und Aufstiegsmöglichkeiten

■ Arbeitszeit (Schichtarbeit, Überstunden usw.)

■ Mitwirkungsmöglichkeiten im Betrieb

Was diese Gruppen im einzelnen bedeuten, wollen wir an unserem Fallbeispiel verdeutlichen.

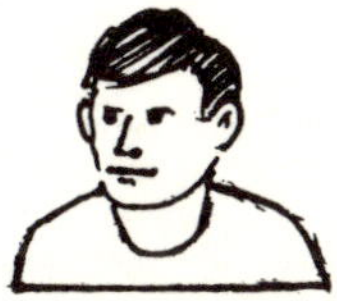

FALLBEISPIEL

Die Aufgabe von Lothar Last in der Entwicklungsabteilung war, einzelne Werkstücke zu fertigen. Diese Aufgabe verlangte von ihm genaues Überlegen und Planen, den Einsatz seiner Fertigkeiten und Fähigkeiten usw.

Die Arbeitsorganisation in der Entwicklungsabteilung war dadurch gekennzeichnet, daß dem einzelnen relativ viel Spielraum zur selbständigen Arbeit gegeben war. Die Arbeit war nicht sehr zerstückelt, man war nicht auf die Arbeitsergebnisse anderer Arbeitskollegen angewiesen, auch wenn man Möglichkeiten hatte, sich bei kniffligen Problemen abzustimmen oder zusammenzusetzen.

Auch die Umgebungsbedingungen waren bei dieser Arbeit recht positiv. Der Lärm war in der Regel niedrig, keine Hitze, der Staub hielt sich in Grenzen. Man konnte zufrieden sein.

Schließlich kam Lothar Last auch ganz gut mit seinen Vorgesetzten und Kollegen aus. Man tüftelte zusammen, konnte auch so mal ein Wort miteinander reden usw. Eigentlich waren die sozialen Bedingungen ganz passabel.

Nicht zuletzt waren auch die sonstigen Bedingungen in Ordnung. Lothar Last verdiente nicht schlecht, hatte keine Schichtarbeit und auch sein Arbeitsplatz schien ihm relativ sicher.

Nach dem ersten Eindruck sahen die Arbeitsbedingungen in der Entwicklungsabteilung ja ganz gut aus. Im folgenden wollen wir uns jedoch näher damit beschäftigen, wann und wie die genannten Aspekte belastend und langfristig gesundheitsbeeinträchtigend wirken.

4.1 DIE ARBEITSAUFGABE ODER DER ARBEITSINHALT

Die Arbeitsaufgabe oder der Arbeitsinhalt ist das Wesentliche einer jeden Arbeitstätigkeit, sie "macht die Arbeit aus".

Ob jemand als Tischler hobelt oder einen Stuhl herstellt, als Telefonistin Telefonverbindungen herstellt, als Einkaufssachbearbeiterin Bestellungen macht oder als Einzelhandelskaufmann Lebensmittel verkauft, das unterscheidet diese Arbeiten schon auf den ersten Blick.

Wenn wir uns diese Arbeiten etwas näher ansehen, dann unterscheiden sie sich dadurch, daß unterschiedliche Produkte hergestellt bzw. unterschiedliche Dienstleistungen erbracht werden, daß andere Arbeitsmittel oder Werkzeuge erforderlich und sehr unterschiedliche Ausbildungen notwendig sind. Und schließlich - auch wenn man es nicht direkt sehen kann - sind unterschiedliche psychische Vorgänge erforderlich (man muß sich z.B. sehr unterschiedliche Dinge merken, ganz andere Handlungen ausführen usw.). All dies sind Merkmale der Arbeitsaufgabe oder des Arbeitsinhaltes, Merkmale anhand derer sich Arbeitstätigkeiten voneinander unterscheiden.

Unter dem Belastungsgesichtspunkt sollten jedoch unterschiedliche Arbeitstätigkeiten in sinnvoller Weise verglichen und bewertet werden. Vergleiche und Bewertungen sind jedoch nur möglich, wenn man eine brauchbare "Meßlatte" (oder ein "Instrument") hat, die für möglichst viele Arbeitstätigkeiten verwendet werden können und Aussagen darüber erlauben, ob ein Arbeitsplatz mehr oder weniger gesundheitsgefährdend ist. Eines der Ziele dieses Textes ist es deshalb, eine derartige "Meßlatte" für betriebliche Zwecke zu erarbeiten.

Was ist nun bei der Betrachtung einer Arbeitsaufgabe oder des Arbeitsinhaltes aus psychologischer Sicht wichtig? Mit welchen Merkmalen läßt sich eine Arbeitsaufgabe beschreiben?

4.1.1 DIE ARBEITSKOMPLEXITÄT UND DER HANDLUNGSSPIELRAUM

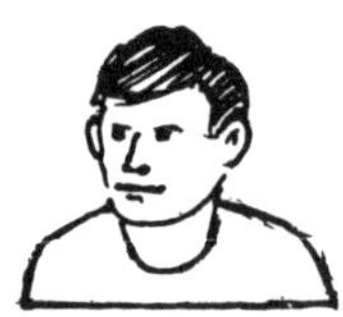

FALLBEISPIEL

Lothar Lasts Arbeit in der Entwicklungsabteilung verlangte,daß man lange tüfteln, überlegen und genau planen mußte. Lothar Last mußte dafür sein gesamtes Wissen und Können einsetzen. Viele Aufgaben beinhalteten auch etwas Neues; da mußte Lothar Last schon selbst überlegen, wie die Aufgaben gelöst werden konnten und welche Werkzeuge erforderlich waren.

Lothar Lasts Arbeit läßt sich als recht komplex bezeichnen. Sie hat auch einen großen Handlungsspielraum. Die Arbeitskomplexität bzw. die Komplexität einer Arbeitsaufgabe ist dadurch gekennzeichnet, welches Wissen und Können sie verlangt, ob komplizierte Entscheidungen getroffen werden müssen, aber auch, ob man bei der Arbeitsaufgabe etwas Neues dazulernen kann.

Allerdings enthält die Arbeitskomplexität auch einen Aspekt, der stressend sein kann: Unsicherheitsfaktoren. Unsicherheit bei der Erfüllung von Arbeitsaufgaben entsteht z.B. bei unklaren oder widersprüchlichen Arbeitsanweisungen oder wenn man bei seiner Arbeit besondere Verantwortung für Personen und/oder Sachen hat.

Dazu einige Beispiele aus dem HdA-Streßprojekt. Bei jedem Beispiel ist angegeben, wie sich die Antworten der über 900 Befragten aus dem Metallbereich prozentual verteilen. Die Arbeitskomplexität wurde z.B. erfaßt, indem gefragt wurde:

★ Beispiel 1:

Wenn man die Tätigkeit insgesamt betrachtet - wieviel Qualifikation (Wissen und Können) verlangt sie? (Angaben in Prozent)

sehr wenig	3 %
wenig	8 %
durchschnittlich	43 %
viel	31 %
sehr viel	14 %

★ Beispiel 2:

Kann man bei der Arbeit Neues dazu lernen? (Angaben in Prozent)

sehr wenig/gar nichts	10 %
wenig	15 %
etwas	32 %
viel	31 %
sehr viel	13 %

★ Beispiel 3:

A muß bei seiner Arbeit sehr komplizierte Entscheidungen treffen. B muß bei seiner Arbeit nur sehr einfache Entscheidungen treffen, wo man kaum überlegen muß. (Angaben in Prozent)

Ist dieser Arbeitsplatz

genau wie der von A	22 %
ähnlich wie der von A	18 %
zwischen A und B	30 %
ähnlich wie der von B	21 %
genau wie der von B	9 %

Bei den Unsicherheitsfaktoren wurde z.B. gefragt (dahinter wieder die Antwortverteilung in Prozent):

★ Beispiel 1:

Kann bereits ein kleiner Fehler zu erheblichen Schaden führen ?

sehr wahrscheinlich	29 %
ziemlich wahrscheinlich	24 %
mittel	28 %
ziemlich unwahrscheinlich	14 %
sehr unwahrscheinlich	7 %

Der **Handlungsspielraum** bezieht sich darauf, ob, wie oft und in welcher Weise man Entscheidungen über die Art und Weise einer Arbeit treffen muß.

Im HdA-Streßprojekt wurde deshalb z.B. gefragt:

★ Beispiel 1:

Kann man die Arbeit selbständig planen und einteilen? (z.B. selber kalkulieren, was an Material und Werkzeugen gebraucht wird?) (Angaben in Prozent)

gar nicht	26 %
wenig	17 %
einigermaßen	21 %
viel	23 %
sehr viel	13 %

★ Beispiel 2:

Wenn man die Tätigkeit insgesamt betrachtet - inwieweit kann die Reihenfolge der Arbeitsschritte selber festgelegt werden?

sehr wenig	13 %
wenig	16 %
durchschnittlich	30 %
viel	28 %
sehr viel	12 %

An der Arbeitskomplexität läßt sich noch einmal beispielhaft deutlich machen, was unsere "Gleichgewichtsannahme" von Streß meint: Es kann sowohl ein "Zuviel" als auch ein "Zuwenig" an Arbeitskomplexität geben, (qualitative) Überforderung oder auch (qualitative) Unterforderung. Die Arbeit ist entweder zu kompliziert und schwierig oder zu einfach, langweilig und uninteressant. Dieses "Zuviel" oder "Zuwenig" hängt auch von den Fähigkeiten des einzelnen Arbeitnehmers ab: Was dem einen zu kompliziert ist, muß dem anderen noch lange nicht zu schwierig sein. In der Regel gilt aber, daß zum Beispiel eine qualitativ unterfordernde Arbeit die meisten Arbeitnehmer belastet, da diese Arbeit die "durchschnittlichen" Fähigkeiten, Fertigkeiten und Interessen der Arbeitnehmer nicht berücksichtigt.

4.1.2 DIE VARIABILITÄT

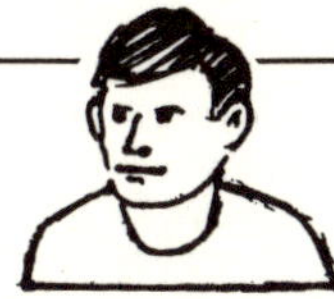

FALLBEISPIEL

Lothar Lasts Arbeit in der Entwicklungsabteilung verlangte die Beherrschung vieler Handgriffe und die Verwendung vieler Werkzeuge und Hilfsmittel. Er konnte sich noch gut erinnern: "Die Arbeit war ganz schön abwechslungsreich."

Bei der Variabilität der Arbeit geht es darum, wie abwechslungsreich die Arbeitstätigkeit ist, ob sie viele Handgriffe und Hilfsmittel benötigt oder nur wenige.

Dementsprechend wurde im HdA-Streßprojekt gefragt (hinter den Antwortmöglichkeiten ist wieder die Verteilung der Antworten der befragten Arbeitnehmer in Prozent angegeben):

★ Beispiel 1:

Insgesamt gesehen hat A eine gleichförmige (immer wiederkehrende) Arbeit. Insgesamt gesehen hat B eine abwechslungsreiche Arbeit.

Ist dieser Arbeitsplatz

genau wie der von A	13 %
ähnlich wie der von A	7 %
zwischen A und B	21 %
ähnlich wie der von B	27 %
genau wie der von B	32 %

★ Beispiel 2:

Die Arbeit von A erfordert nur zwei bis drei verschiedene Handgriffe, die immer wiederkommen. Die Arbeit von B umfaßt viele verschiedene Handgriffe.

Ist dieser Arbeitsplatz

genau wie der von A	11 %
ähnlich wie der von A	5 %
zwischen A und B	16 %
ähnlich wie der von B	31 %
genau wie der von B	37 %

4.1.3 KONZENTRATION UND ZEITDRUCK

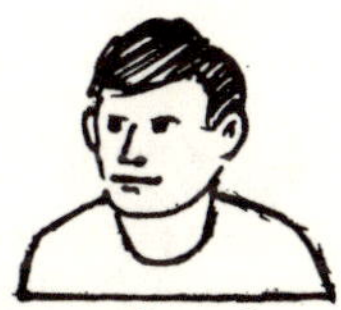

FALLBEISPIEL

Seit Lothar Last an den neuen CNC-Drehmaschinen arbeiten muß, muß er sich ständig konzentrieren; die Maschinen laufen sehr schnell. Er hat ständig das Gefühl, von der Maschine gehetzt zu werden und unter Zeitdruck zu stehen.

Mit Konzentration und Zeitdruck ist besonders die "Intensität der Arbeit" angesprochen. Hier ist von Bedeutung, ob es notwendig ist, sich ständig auf seine Arbeit zu konzentrieren, ob man viele Dinge gleichzeitig beobachten muß oder genügend Zeit für seine Arbeit hat usw.

Nehmen wir als Beispiel wieder eine Frage aus dem HdA-Streßprojekt:

Beispiel 1:

A muß bei seiner Arbeit ständig aufpassen. B kann auch während der Arbeit mal abschalten.

Ist dieser Arbeitsplatz

genau wie der von A	13 %
ähnlich wie der von A	23 %
zwischen A und B	26 %
ähnlich wie der von B	19 %
genau wie der von B	19 %

Streß durch die Arbeitsaufgabe

Wir wollen uns jetzt mit arbeitswissenschaftlichen Untersuchungen beschäftigen, die zeigen, in welcher Weise die genannten Merkmale einer Arbeitsaufgabe zu Streß und Gesundheitsbeeinträchtigungen führen können.

Gesundheitliche Folgen von Arbeit mit geringer Komplexität, geringer Variabilität und geringem Handlungsspielraum

In einer großen amerikanischen Untersuchung (2), bei der Anfang der siebziger Jahre 23 verschiedene Berufe miteinander verglichen wurden, konnte gezeigt werden, daß Arbeitsplätze mit geringer Arbeitskomplexität und geringem Handlungsspielraum mit gesundheitlichen Beeinträchtigungen einhergingen. Personen, die an diesen Arbeitsplätzen arbeiten mußten, waren unzufriedener, hatten weniger Lust zu arbeiten und zeigten deutliche Anzeichen depressiver Verstimmungen und psychosomatischer Beschwerden, als vergleichbare Arbeitnehmer an interessanteren Arbeitsplätzen.

In einer ganzen Reihe von Untersuchungen zur "Monotonie" zeigt sich, daß bei sich ständig wiederholenden einförmigen Arbeitstätigkeiten die Gesundheit beeinträchtigt ist. Hierfür typische Arbeitstätigkeiten sind Fließbandtätigkeiten oder fließbandähnliche Tätigkeiten. Schon nach kurzer Zeit stellt sich ein Gefühl von Langeweile, Schläfrigkeit, Ermüdung und Nervosität ein (3). Längerfristig führen derartige Arbeitstätigkeiten nach übereinstimmenden Ergebnissen von Untersuchungen in der Schweiz und in Schweden zu einer Veränderung des Herz-Kreislauf-Systems (z.B. Bluthochdruck, Durchblutungsstörungen), zur Verminderung zentralnervöser Funktionen (z.B. Abnahme der Konzentrationsfähigkeit, Verlängerung der Reaktionszeit), zu einer Zunahme psychosomatischer Beschwerden (z.B. allgemeine nervöse Beschwerden, Schlafstörungen, Kopfschmerzen) und einem schlechten psychischen Allgemeinzustand (z.B. niedriges Wohlbefinden, geringes Selbstwertgefühl, innere Unruhe (4)).

Gesundheitliche Folgen von Arbeit mit hoher und zu hoher Komplexität, hoher Variabilität und großem Handlungsspielaum ("qualitative Überforderung)

In der Regel sind hohe Arbeitskomplexität, Variabilität und ein hoher Handlungsspielraum nicht gesundheitsbeeinträchtigend, ganz im Gegenteil! Eine Arbeitsaufgabe, bei der man sein Wissen und Können voll einsetzen kann, die abwechslungsreich ist und eigenständige Entscheidungen erlaubt, ist positiv für die Gesundheit. In vielen Untersuchungen (5), z.B. in der Bundesrepublik, in den USA, in Schweden und in Großbritannien, zeigt sich immer wieder, daß Personen mit komplexen, abwechslungsreichen Arbeitstätigkeiten, die Spielräume für eigene Entscheidungen lassen, gesünder sind, mehr Spaß am Leben haben usw.

Im Bereich der gewerblichen Arbeitnehmerinnen und Arbeitnehmer ist es selten, daß die Arbeit über längere Zeit und für viele Arbeitnehmer inhaltlich zu kompliziert und zu schwierig ist. Eine größere Rolle spielen hier sicherlich Unsicherheitsfaktoren wie z.B. hohe Verantwortung für Leben und Gesundheit anderer, hohe Risiken bei einer Fehlentscheidung usw. Diese Faktoren können z.B. in einer amerikanischen Untersuchung (6) eine Rolle gespielt haben, in der sich zeigte, daß Fluglotsen und praktische Ärzte z.B. vergleichsweise häufiger Bluthochdruck und Magengeschwüre hatten.

Aber auch bei gewerblichen Arbeitnehmern/innen spielen Unsicherheitsfaktoren eine Rolle. Ein Ergebnis des HdA-Streßprojektes zeigt dies (7). Bei Arbeitnehmern mit hohen Unsicherheitsfaktoren (also Verantwortung für Personen und Sachen, auch unklare Arbeitsanweisungen usw.) waren fast dreimal so viele Personen durch hohe psychosomatische Beschwerden beeinträchtigt (14 Prozent), als bei Arbeitnehmern mit niedrigen Unsicherheitsfaktoren. Hier hatten nur fünf Prozent psychosomatischen Beschwerden. Etwa doppelt soviele der Befragten mit hoher Unsicherheit gaben an, gereizt zu sein.

Schaubild: Unsicherheitsfaktoren (Angaben in Prozent)

Psychosomatische Beschwerden

Gereiztheit/Belastetheit

Hohe Unsicherheit
Niedrige Unsicherheit

Dieses Ergebnis wie auch ähnliche Ergebnisse im folgenden werden durch folgende Methode ermittelt: Es werden zunächst zwei Gruppen aufgestellt: Personen mit hohen Werten, z.B. bei Unsicherheitsfaktoren und Personen mit geringen Werten. Diese beiden Gruppen werden miteinander verglichen, indem z.B. gefragt wird: Wie hoch ist in beiden Gruppen der Anteil derer, die hohe psychosomatische Beschwerden aufweisen?

Gesundheitliche Folgen von Konzentration und Zeitdruck (quantitative Unterforderung und quantitative Überforderung)

Verschiedene Untersuchungen (8) belegen, daß Zeitdruck gesundheitsgefährdend ist. Bei Arbeit unter Zeitdruck kommt es zu Leistungsverschlechterungen, "man fühlt sich angespannt", die Angst vor Leistungsversagen steigt, es kommt zu Belastungen des Herz-Kreislauf-Systems. Dies gilt insbesondere auch für Arbeit unter Akkordbedingungen, wie in schwedischen Untersuchungen bei Sägewerksarbeitern gezeigt werden konnte (9). Zudem gilt es als relativ sicher, daß bei andauernder Arbeit unter Zeitdruck das Herzinfarktrisiko deutlich ansteigt (10).

Auch im HdA-Streßprojekt zeigte sich, daß hohe Intensität der Arbeit (also Konzentration verbunden mit Zeitdruck) negative Folgen für die Gesundheit hat. Nicht nur, daß etwa die Hälfte der Untersuchten stark bis sehr stark Zeitdruck empfand - eine Zahl, die sich auch in anderen Untersuchungen wiederfindet (11). In einer bundesweiten Repräsentativerhebung, die für alle abhängig Beschäftigten in der Bundesrepublik gilt, nannten beispielsweise über 50 Prozent der Arbeiter und über 80 Prozent der Angestellten geistige Anspannung und ständige Konzentration als Belastungsfaktor; über 50 Prozent in beiden Gruppen nannten auch das hohe Arbeistempo als Belastungsfaktor. Bei den Befragten des Streßprojekts, die hohem Zeitdruck und hohen Konzentrationsanforderungen ausgesetzt waren, traten rund dreimal so häufig starke psychosomatische Beschwerden und Gereiztheits- und Belastetheitsgefühle auf, wie in der Gruppe mit niedrigem Zeitdruck und niedrigen Konzentrationsanforderungen (12).

Schaubild: **Zeitdruck** (Angaben in Prozent)

Psychosomatische Beschwerden

Gereiztheit/Belastetheit

Hoher Zeitdruck
Niedriger Zeitdruck

Das "Gegenteil" von Arbeit mit hohem Zeitdruck sind Arbeiten, die wir häufig bei reinen Überwachungstätigkeiten finden. Nehmen wir z.B. die Überwachung einer chemischen Anlage: Es läuft alles gleichförmig, es passiert praktisch nichts und trotzdem muß man für seltene Ereignisse aufmerksam bleiben. Bei diesen (Vigilanz-) Arbeitsplätzen entsteht das Gefühl von Langeweile, Schläfrigkeit und Ermüdung gekoppelt mit dem ständigen Zwang, aufmerksam zu bleiben. Viele kennen das Gefühl aus eigener Erfahrung, beispielsweise beim langen nächtlichen Autofahren auf einer leeren Autobahn.

Fassen wir diese Untersuchungen zusammen, so ergibt sich:

- Arbeitsplätze mit geringer Arbeitskomplexität und geringem Handlungsspielraum - also geringen Arbeitsinhalten - sind gesundheitsgefährdend.

- Arbeitsplätze mit ausreichenden Arbeitsinhalten sind demgegenüber positiv für die Gesundheit.

- Arbeitsplätze mit hoher Intensität (Arbeit unter Zeitdruck!) sind gesundheitsgefährdend.

- Arbeitsaufgaben mit großer Unsicherheit sind gesundheitsgefährdend.

4.2 DIE ARBEITSORGANISATION

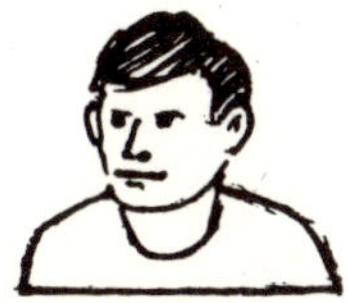

FALLBEISPIEL

Seit die neuen CNC-Maschinen eingeführt sind, ist die Arbeit völlig anders. Das meiste macht nun die Maschine, Lothar Last kann nur noch ein- und ausspannen, ab und zu noch mal eingreifen. Da alles noch ganz neu ist, funktioniert allerdings ständig irgendetwas nicht: Mal ist das zu bearbeitende Material nicht rechtzeitig da; dann steht die Maschine und keiner weiß, was zu tun ist. Erst recht kann kein Techniker oder Programmierer gefunden werden, der den Schaden behebt. Man kann auch nicht wie früher mal verschnaufen, mal 'ne kleine Pause machen...

Die Erfahrungen von Lothar Last zeigen, daß die Arbeit bzw. die Arbeitsaufgabe wesentlich auch von betrieblichen und arbeitsorganisatorischen Bedingungen bestimmt ist. Als Betriebsrat hat Lothar Last heftige Diskussionen um die Einführung der CNC-Maschinen geführt. Da ging es natürlich auch nicht nur um neue Maschinen, da ging es auch um Rationalisierung, mehr Arbeitsintensität usw.

Bevor wir auf einige Merkmale eingehen, mit denen Aspekte der Arbeitsorganisation für unsere Zwecke genauer beschrieben werden können, wollen wir kurz betrachten, was die "Arbeitsorganisation" allgemein auszeichnet.

In der wissenschaftlichen Literatur hat es sich eingebürgert, den Begriff der Arbeitsorganisation zu unterteilen in Ablauforganisation und Aufbauorganisation. Die Ablauforganisation hat etwas damit zu tun, wie Arbeitsaufgaben räumlich und zeitlich auf die Arbeitnehmer verteilt werden; mit Aufbauorganisation wird umschrieben, wie Arbeitsaufgaben den betrieblichen Hierarchieebenen zugeordnet sind. Der Begriff Aufbauorganisation hat deshalb wesentlich etwas mit Hierarchie, Leitung und Weisungsbefugnissen zu tun.

Durch die Ablauforganisation wird z.B. festgelegt, wer in welcher Weise mit wem zusammenarbeiten muß, wie der Materialfluß bzw. Materialnachschub funktioniert, welche Arbeitsaufgaben nacheinander erledigt werden sollen usw. Demgegenüber wird durch die Aufbauorganisation festgelegt, welche und wieviele Vorgesetzte einem welche Weisungen geben können. Üblicherweise ist unter unseren gesellschaftlichen Verhältnissen die Arbeitsorganisation so festgelegt, daß höhere betriebliche Ebenen mit Planung und Kontrolle beschäftigt sind, während Arbeiter auf den unteren Ebenen hauptsächlich nur ausführende Tätigkeiten durchführen.

Für jede Arbeitsorganisation gilt, daß sie nicht technologisch zwangsläufig ist, sondern auch von Produkten, Gesetzen, Tarifverträgen, den Interessen und der Macht der Arbeitgeber und der Beschäftigten und ihrer Organisationen abhängig ist. Der Betriebsalltag und der Vergleich ähnlicher Betriebe zeigt ja immer wieder, daß es Spielräume bei der Gestaltung der Arbeitsorganisation gibt.

Bei der Beurteilung der Arbeitsorganisation ist wichtig, wieviel Spielraum und Entscheidungsmöglichkeiten der einzelne Arbeitnehmer am Arbeitsplatz und im Betrieb hat. Wie wir später sehen werden, ist gerade dieser Punkt auch für die Frage von Streß am Arbeitsplatz von Bedeutung. Deshalb muß die Personalvertretung auf den Text von Organisationsrichtlinien (diese sind manchmal in "Organisationshandbüchern" zusammengefaßt) Einfluß nehmen.

Im folgenden wollen wir uns aber zunächst wieder mit einzelnen Merkmalen der Arbeitsorganisation beschäftigen.

4.2.1 ABLAUFORGANISATORISCHE PROBLEME

Ablauforganisatorische Probleme entstehen immer dann, wenn der Arbeitsablauf nicht reibungslos funktioniert. Dies kann etwa dadurch passieren, daß der Materialnachschub nicht kontinuierlich eintrifft oder aber das zur Verfügung gestellte Material eine schlechte Qualität aufweist. Ebenso können ablauforganisatorische Probleme entstehen, wenn die Arbeitsmittel nicht mehr einwandfrei arbeiten, wenn Sicherheitsvorschriften eine rechtzeitige Erfüllung der Arbeitsaufgabe behindern oder aber auch wenn ein schlecht gestalteter, ergonomisch nicht korrekter Arbeitsplatz die Erfüllung der Arbeitsaufgabe erschwert. In diesen Fällen sind die Beschäftigten gezwungen, sich entweder selbst mit kleinen Tricks und Hilfsmitteln zu behelfen (z.B. bei einer nicht einwandfreien Maschine) oder Zusatzarbeiten zu machen (z.B. das Material selbst besorgen oder nicht einwandfreies Material vorbehandeln) mit der eventuellen Folge, daß sie unter Zeitdruck geraten oder ihre Sicherheit gefährden.

Sehen wir uns hierzu wieder einige Beispiele und die Antworten der befragten Metallarbeiter aus dem HdA-Streßprojekt an:

✱ Beispiel 1:

A arbeitet an einer Maschine (bzw. hat Werkzeuge) von guter Qualität. B's Maschine (bzw. Werkzeug) taugt nicht viel. (Angaben in Prozent)

Ist dieser Arbeitsplatz

genau wie der von A	11 %
ähnlich wie der von A	41 %
zwischen A und B	39 %
ähnlich wie der von B	5 %
genau wie der von B	3 %

✱ Beispiel 2:

A muß mit Material arbeiten, das nicht viel taugt. B arbeitet mit einwandfreiem Material.

Ist dieser Arbeitsplatz

genau wie der von A	8 %
ähnlich wie der von A	7 %
zwischen A und B	36 %
ähnlich wie der von B	32 %
genau wie der von B	18 %

4.2.2 KOOPERATIONSZWÄNGE

Zusammenarbeit mit Arbeitskolleginnen oder Arbeitskollegen ist ja in der Regel positiv. Man kann miteinander reden, kann sich gegenseitig bei der Arbeit unterstützen usw. Problematisch wird es jedoch, wenn die Arbeitsorganisation zur Zusammenarbeit "zwingt". Ein typischer Fall von Kooperationszwängen oder "Zwang zur Zusammenarbeit" ist der Gruppenakkord. Bei dieser Arbeit ist man abhängig von der Arbeitsgeschwindigkeit, aber auch von der Arbeitsqualität anderer, ebenso wie eigene Fehler schnell zu Lohneinbußen bei den anderen Arbeitskolleginnen und -kollegen führen können.

Auch hierzu wieder Beispiele aus dem HdA-Streßprojekt und die Antworten der befragten Metallarbeiter (Angaben in Prozent):

★ Beispiel 1:

Ist der Arbeitende abhängig davon, wie schnell oder langsam seine Kollegen vor ihm arbeiten?

gar nicht	50 %
wenig	18 %
etwas	13 %
stark	9 %
sehr stark	11 %

★ Beispiel 2:

Ist der Arbeitende davon abhängig, wie gut oder wie schlecht seine Kollegen vor ihm arbeiten?

gar nicht	50 %
wenig	19 %
etwas	13 %
stark	9 %
sehr stark	9 %

4.2.3 ZEITZWÄNGE

Zeitzwänge entstehen immer dann, wenn die Arbeitsgeschwindigkeit oder der Termin der Fertigstellung der Arbeitsaufgaben von den Beschäftigten nicht selbständig festgelegt werden oder mitbestimmt werden kann (13).

Zeitzwänge können aus unterschiedlichen Gründen entstehen (14):

- Zeitzwänge durch vorgegebenes Arbeitstempo (z.B. Fließbandarbeit);
- Zeitzwänge durch vorgegebene Terminstellung (z.B. Monatsberichte, Jahresabschlußrechnung im Rechnungswesen);
- Zeitzwänge durch Vorgabezeiten, Vorgesetztendruck usw., durch besondere Maschinenzustände (z.B. in der Stahlindustrie beim Abgießen des Stahls).

Sehen wir uns auch zu diesem Punkt wieder einige typische Fragen aus dem HdA-Streßprojekt an (Angaben in Prozent):

✦ Beispiel 1:

Ist der Arbeitende von der Geschwindigkeit einer Maschine (einer Anlage, eines Bandes) abhängig?

gar nicht	53 %
wenig	9 %
etwas	13 %
stark	14 %
sehr stark	11 %

✦ Beispiel 2:

Besteht die Möglichkeit, während der Arbeitszeit zwischendurch mal vom Arbeitsplatz wegzugehen? (vorgesehene Pausen oder Erholzeiten zählen nicht)

nein, überhaupt nicht	19 %
für etwa 5 Minuten	40 %
10 Minuten	21 %
15 Minuten	10 %
mehr als 15 Minuten	9 %

Im vorigen Abschnitt haben wir u.a. den Zeitdruck behandelt. Anhand der "Zeitzwänge" können wir noch einmal darauf eingehen, wie die Arbeitsorganisation wesentlich die Arbeit und die Arbeitsaufgabe bestimmt. Denn der Zeitdruck oder das Gefühl von Zeitdruck hängen nur selten unmittelbar mit der Arbeitsaufgabe zusammen, wie zum Beispiel dann, wenn physikalische oder chemische Prozesse schnelles Arbeiten erfordern. In der Regel entsteht Zeitdruck durch Zeitzwänge, die durch die Arbeitsorganisation entstehen, beispielsweise durch Akkord- oder Prämiensysteme oder durch Maschinen, die genauso gut "langsamer" laufen könnten, wenn das unternehmerische Interesse nicht dagegen stände.

Streß durch die Arbeitsorganisation

Wir wollen uns jetzt wieder arbeitswissenschaftliche Untersuchungen ansehen, die zeigen, in welcher Weise die Arbeitsorganisation zu Streß und Gesundheitsgefährdungen führen kann.

Es liegt eigentlich auf der Hand, daß ablauforganisatorische Probleme zu Streß führen können. Durch ablauforganisatorische Probleme kann man in der Regel seine Arbeitsaufgaben nicht so erfüllen, wie es unter "normalen" Bedingungen möglich wäre. Man gerät unter Zeitdruck, man kann z.B. die (Sicherheits-) Vorschriften nicht mehr einhalten usw. Deshalb verwundert auch nicht das Ergebnis des HdA-Streßprojektes. Bei Personen mit hohen ablauforganisatorischen Problemen fanden sich etwa dreimal so viele Personen mit hohen psychosomatischen Beschwerden wie bei Personen mit niedrigen ablauforganisatorischen Problemen; etwa doppelt soviele fühlten sich gereizt (15). Dabei ist es wichtig, zu berücksichtigen, daß ein knappes Drittel der mehr als 900 befragten Arbeitnehmer angaben, sich stark bis sehr stark durch ablauforganisatorische Probleme belastet zu fühlen.

Schaubild: **Organisatorische Probleme** (Angaben in Prozent)

Psychosomatische Beschwerden

Gereiztheit/Belastetheit

▩ Hohe organisatorische Probleme
▥ Niedrige organisatorische Probleme

In einer Reihe von Untersuchungen wird darauf hingewiesen, daß Kooperations- und Zeitzwänge belastend und gesundheitsgefährdend sind (16). In der Regel sind Beschäftigte, deren Arbeit durch Fließband und/oder Gruppenakkord gekennzeichnet ist, unzufriedener als Beschäftigte, die ihr Arbeitstempo in bestimmten Grenzen selbst bestimmen können.

Dies entspricht auch unseren Beobachtungen in einigen Betrieben: Von Kolleginnen und Kollegen mit Gruppenakkord oder Gruppenprämienlohn haben wir oft gehört, daß sie häufig unter Zeitdruck geraten, daß das Gefühl der Abhängigkeit von anderen Reibereien und Ärger schafft, daß die mangelnde Selbständigkeit zu Unzufriedenheit mit der Arbeit und den Arbeitskolleginnen führt.

Fassen wir wieder zusammen:

- Arbeitsplätze mit hohen Kooperationszwängen und Arbeitsplätze, die keine selbständige Zeiteinteilung erlauben, sind gesundheitsgefährdend.

- Ablauforganisatorische Probleme und Zwänge führen ebenfalls zu gesundheitlichen Beeinträchtigungen.

4.3 UMGEBUNGSBEDINGUNGEN

Nach wie vor kommen Lärm und Schmutz, Nässe und Kälte usw. an vielen Arbeitsplätzen vor und gehören für viele Arbeitnehmer zum Arbeitsalltag.

Dies wird auch in den verschiedensten Untersuchungen immer wieder deutlich. In der schon genannten Befragung (17), deren Ergebnisse für alle Beschäftigten in der BRD gelten, nannte 57 Prozent der Arbeiter Schmutz, Nässe, Kälte, Hitze und verunreinigte Luft als Belastungsfaktoren. Ebenso nannte 50 Prozent den Lärm als belastend, 44 Prozent gaben Dämpfe und Gase, 31 Prozent Wind und Wetter als belastend an.

Die Ergebnisse bei den befragten Angestellten sind natürlich deutlich niedriger: Aber auch bei den Angestellten gaben immerhin 20 Prozent Lärm und um die 10 Prozent Schmutz, Nässe, Kälte, Hitze, verunreinigte Luft, Gase und Dämpfe als Belastung an.

Man hat die Ergebnisse der bundesweiten Umfrage des Meinungsforschungsinstitutes INFAS von 1977 auf alle abhängig Beschäftigten hochgerechnet (18). Arbeitsplätze mit Lärm, Hitze, Staub usw. gehen in die Millionen, wie die folgende Tabelle zeigt:

Arbeitsplätze mit Umgebungsbelastungen
nach INFAS (19)

Lärm	6 Millionen
Hitze	4.6 Millionen
Zugluft	4.3 Millionen
Staub	4 Millionen
Nässe	2.9 Millionen
Schadstoffe	1.7 Millionen
Kälte	0.9 Millionen

Bei dieser Tabelle ist zu berücksichtigen, daß an vielen Arbeitsplätzen derartige Umgebungsbelastungen gehäuft und in Verbindung mit weiteren Belastungsfaktoren wie Schichtarbeit, Zeitdruck, Monotonie usw. auftraten.

Auch das HdA-Streßprojekt zeigt (20), daß die Belastungen durch die Umgebungsbedingungen nach wie vor in deutlichem Ausmaß vorhanden sind. Es wurden wiederum verschiedene Fragen zu den Arbeitsumgebungsbedingungen gestellt. Die Befragten hatten die Möglichkeit, zwischen fünf Möglichkeiten zu wählen, wie folgendes Beispiel zeigt:

✶ Beispiel 1:

Wie stark ist an ihrem Arbeitsplatz die Belastung durch Lärm

- sehr gering
- ziemlich gering
- mittel
- ziemlich stark
- sehr stark

Die nachstehende Tabelle gibt an, wie stark sich die Befragten durch Umgebungsfaktoren belastet fühlen. Dabei wurden die Angaben "sehr stark" und "stark" (linke Spalte) und "sehr gering" und "gering" (rechte Spalte) zusammengefaßt.

Belastung durch Umgebungsfaktoren (Angaben in Prozent)

Belastung durch	stark/ sehr stark	gering/ sehr gering
Lärm	68	6
Temperatur	46	20
Schmutz	46	18
Staub/Ruß	36	37
Zugluft	32	33
Heisse/kalte Gegenstände	26	45
Gerüche	26	45
Erschütterung/Vibration	23	51
Enge	21	43
Beleuchtung	20	36
Giftige Stoffe	15	62
Blendung	12	62
Feuchte/Nässe	12	74
Witterung	12	75

Wie diese Übersicht zeigt, war Umgebungungsbelastungsfaktor Nummer 1 der Lärm, dicht gefolgt von Belastungsfaktoren wie Temperaturschwankungen, Schmutz usw.

Von einigen dieser Arbeitsumgebungsbedingungen weiß man, daß sie zu körperlichen Erkrankungen führen können. Bei Lärm ist beispielsweise als eine direkte Folge die Lärmschwerhörigkeit zu nennen, bei bestimmten Schadstoffen kann eine Krebsgefährdung nicht ausgeschlossen werden (21).

Streß durch Umgebungsbedingungen

Umgebungsbedingungen wie z.B. Lärm können jedoch nicht nur zu körperlichen Schädigungen führen, sondern gerade auch psychisch belastend sein. Sie können z.B. den Streß, der anderweitig entsteht, verstärken: So erschwert z.B. der Lärm die ohnehin oft belastende Konzentration auf die Arbeitsaufgabe ("Man wird vom Lärm immer wieder abgelenkt"). Der Umgang mit giftigen Stoffen z.B. kann, neben den möglichen körperlichen Schädigungen, zusätzlichen Streß hervorrufen etwa durch die Angst vor Folgewirkungen oder aber auch, wenn man besonders konzentriert arbeiten muß.

Sehen wir uns dazu einige Untersuchungen an:

Auch schon geringerer Lärm (unter 55 dB(A), dies entspricht in etwa der Lautstärke eines normalen Unterhaltungsgesprächs) kann die Arbeitsausführung erschweren und - nicht zuletzt auch durch diese Behinderung - zu emotionalen Belastungen (Ärger, Gereiztheit usw.) und Veränderungen z.B. der Herzfrequenz führen (22). Mehrjährige Lärmbelastungen erhöhen deshalb deutlich das Risiko eines Herzinfarktes (23).

Im HdA-Streßprojekt wurden die genannten Umgebungsbedingungen zusammengefaßt und es wurden erneut die Gruppen mit hohen und mit niedrigen Umgebungsbelastungen verglichen. Auch hier wieder das bekannte Bild: In der Gruppe mit hohen Umgebungsbelastungen traten dreimal so häufig psychosomatische Beschwerden auf wie in der Gruppe mit niedrigen Umgebungsbelastungen. Ebenso fühlten sich die Befragten in der Gruppe mit hohen Umgebungsbelastungen deutlich gereizter und belasteter (24).

Schaubild: Umgebungsbelastungen (Angaben in Prozent)

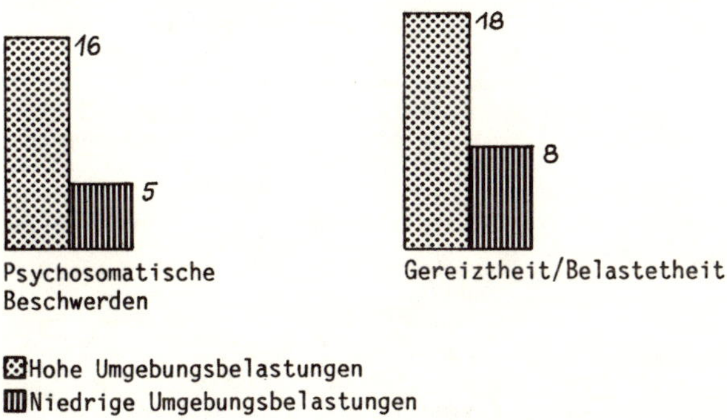

4.4 SOZIALE BEDINGUNGEN AM ARBEITSPLATZ

Es wird niemanden - schon aufgrund seiner eigenen Erfahrungen - überraschen, daß soziale Bedingungen am Arbeitsplatz - das Verhältnis zu den Kolleginnen und Kollegen und zu den Vorgesetzten - von großer Bedeutung für das Wohlbefinden am Arbeitsplatz ist. Jeder weiß, daß einem die interessanteste Arbeitstätigkeit vermiest werden kann, wenn man mit den Arbeitskollegen oder Vorgesetzten nicht klarkommt. Soziale Bedingungen können deswegen zu einer Streßquelle werden, die gegebenenfalls sogar andere (positive) Bedingungen überlagert.

Allerdings gibt es auch den anderen Fall. Hinter manchem sozialen Konflikt, Streit, Ärger usw. verbergen sich nicht selten auch Schwierigkeiten in der Arbeitssituation. Streit mit Kolleginnen oder Kollegen ist dann nur eine Art "Umleitung" von Streß (25). Nehmen wir eine Abteilung, die ständig unterbesetzt ist. Wenn dann noch eilige Aufträge kommen, dann gerät man leicht aneinander, ist gereizt, pöbelt den älteren Kollegen an, der nicht mehr ganz mithalten kann usw. Das alles sieht dann erst einmal nach sozialem Streß aus, der Grund der Schwierigkeiten liegt aber letztlich in der Unterbesetzung und dem daraus resultierenden Zeitdruck. Oder die häufig behauptete besondere Streitsucht bei Frauen entpuppt sich bei genauerem Hinsehen als Ergebnis arbeitsorganisatorischer Probleme. Im HdA-Streßprojekt zeigte sich z.B., daß diejenigen, die hohe soziale Stressoren aufwiesen, auch größere organisatorische Probleme, höheren Zeitdruck und höhere Umgebungsbelastungen hatten (26).

Auf der anderen Seite weiß jeder, daß die Arbeit dann mehr Spaß macht, wenn das soziale Klima am Arbeitsplatz "stimmt". Dies hängt damit zusammen, daß soziale Bedingungen auch der Entlastung dienen und zum Ausgleich für Streß werden, wenn man sich gegenseitig unterstützt und zusammenarbeitet (27).

Dies gilt z.B. dann, wenn ein Arbeitskollege bei der Lösung eines Problems behilflich ist, indem er entweder selbst mit anpackt, einen Rat gibt oder vielleicht nur seine Zustimmung äußert, wenn man bei einer Entscheidung einmal unsicher ist. Die entlastende Wirkung kann aber auch dann eintreten, wenn man die allgemeine Erfahrung von Zusammengehörigkeit und Solidarität macht, wenn man das Gefühl hat, sich auf andere verlassen zu können.

Eine Grundvoraussetzung hierfür ist jedoch, daß man am Arbeitsplatz überhaupt die Möglichkeit zum Kontakt hat. Die soziale Isolation an Einzelarbeitsplätzen, aber auch die Erschwerung von Kontakten durch Lärm, Zeitdruck, hohe Konzentrationsanforderungen, schlechte Sichtverhältnisse usw. sind deswegen doppelt problematisch. Einerseits beschränken sie ein Grundbedürfnis des Menschen, nämlich mit anderen Menschen Kontakt zu haben, sich mit ihnen über die Arbeit, aber auch über andere Dingen auszutauschen, und andererseits verhindern sie die Möglichkeiten sozialer Unterstützung bei der Arbeit.

Gehen wir jetzt wieder darauf ein, welche sozialen Bedingungen für Streß von Bedeutung sein können.

4.4.1 SOZIALE STRESSOREN

Soziale Stressoren sind Belastungen, die im sozialen Bereich entstehen. Diese können durch Schwierigkeiten in der Zusammenarbeit mit den Arbeitskolleginnen und -kollegen oder aber auch aus der allgemeinen "Antipathie" gegenüber bestimmten Personen entstehen. Ebenso und sogar häufiger sind gerade auch Vorgesetzte Quelle von Streßsituationen.

Dazu wieder einige Beispiele und die Antworten der Metallarbeiter aus dem HdA-Streßprojekt (Angaben in Prozent):

★ Beispiel 1:

Mit einigen Kollegen hat man oft Streit

Trifft das für Sie zu?

trifft zu	8 %
trifft ziemlich zu	8 %
trifft wenig zu	57 %
trifft nicht zu	28 %

★ Beispiel 2:

Der Vorgesetzte treibt einen an.

Trifft das für Sie zu?

trifft zu	10 %
trifft ziemlich zu	16 %
trifft wenig zu	48 %
trifft nicht zu	26 %

4.4.2 KOMMUNIKATIONSMÖGLICHKEITEN - ISOLATION

Bei den Kommunikationsmöglichkeiten geht es darum, ob die Arbeit überhaupt die Möglichkeit bietet, mit anderen Arbeitskolleginnen und -kollegen zu reden, sich mit ihnen zu unterhalten usw. Die Bedeutung der Kommunikation hatten wir ja schon festgehalten: Sie ist ein Grundbedürfnis des Menschen und ist zudem Voraussetzung für die soziale Unterstützung.

Folgende Beispiele aus dem HdA-Streßprojekt machen noch einmal deutlich, was mit Kommunikationsmöglichkeiten gemeint ist (Angaben in Prozent):

★ Beispiel 1:

Mit wievielen Leuten kann man während der Arbeit Kontakt aufnehmen?

mit keiner Person	4 %
mit 1 - 2 Personen	21 %
mit 3 - 5 Personen	28 %
mit 6 - 10 Personen	16 %
mit mehr als 10 Personen	31 %

★ Beispiel 2:

Kann man sich während der Arbeit mit Kollegen unterhalten?

Ja, ohne Schwierigkeiten	39 %
die Arbeit läßt das mit geringen Schwierigkeiten zu	31 %
die Arbeit läßt das mit einigen Schwierigkeiten zu	20 %
Arbeit läßt das nur mit großen Schwierigkeiten zu	4 %
die Arbeit läßt das praktisch nicht zu	5 %

4.4.3 SOZIALE UNTERSTÜTZUNG UND SOZIALER ZUSAMMENHALT

Wir hatten es ja schon kurz angesprochen: Durch soziale Unterstützung kann die Arbeit leichter von der Hand gehen, weil Kolleginnen oder Kollegen einem direkt helfen, durch Ratschläge unterstützen oder aber einfach nur dadurch, daß sie einem Mut zusprechen. Die gegenseitige Unterstützung ist natürlich auch ein wichtiger Aspekt für die Beurteilung des sozialen Zusammenhalts bzw. dafür, wie man die Arbeitsgruppe, in der man arbeitet, insgesamt beurteilt. Im HdA-Streßprojekt wurde deshalb beispielsweise gefragt (Angaben in Prozent):

Beispiel 1:

Wie sehr unterstützen diese Personen Sie, so daß Sie es bei der Arbeit leichter haben?

Ihr direkter Vorgesetzter		Kollegen in der Arbeit	
gar nicht	9 %	gar nicht	3 %
wenig	37 %	wenig	36 %
ziemlich	41 %	ziemlich	48 %
völlig	13 %	völlig	13 %

Beispiel 2:

Hier stehen die Kollegen füreinander ein

trifft gar nicht zu	5 %
trifft wenig zu	20 %
trifft mittelmäßig zu	34 %
trifft überwiegend zu	31 %
trifft völlig zu	11 %

Streß durch soziale Bedingungen am Arbeitsplatz

Streß, der durch mangelhafte soziale Bedingungen entsteht, bezeichnen wir als sozialen Streß. Wir wollen im folgenden wieder auf arbeitswissenschaftliche Untersuchungen eingehen, die sich mit gesundheitlichen Folgen von belastenden, aber auch günstigen sozialen Bedingungen beschäftigen.

Personen mit sozialem Streß sind auch gesundheitlich gefährdeter. Etwa doppelt soviele Personen mit hohem sozialem Streß hatten in der Untersuchung des HdA-Streßprojektes auch hohe psychosomatische Beschwerden verglichen mit denjenigen mit niedrigem sozialen Streß. Zudem waren auch mehr Personen mit hohem sozialen Streß gereizter, deutlich unzufriedener und auch ängstlicher (28). Die Bedeutung dieses Ergebnisses zeigt sich auch darin, daß immerhin jeder Fünfte mit den sozialen Bedingungen am Arbeitsplatz nicht zufrieden war.

Schaubild: Soziale Stressoren (Angaben in Prozent)

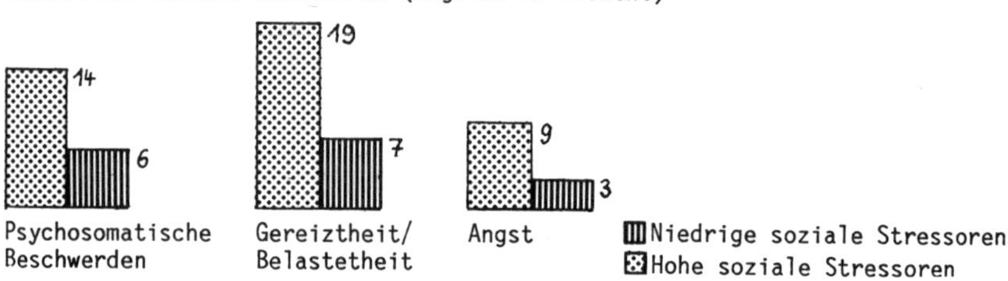

In vielen Untersuchungen (29) hat sich gezeigt, daß soziale Unterstützung am Arbeitsplatz insbesondere durch die Arbeitskollegen (aber auch durch den Vorgesetzten) Streßreaktionen vermindert und damit etwa das Ausmaß an Depressivität, Unzufriedenheit, aber auch von körperlichen Symptomen wie Magengeschwüre, verringert. Dies zeigt auch ein Ergebnis des HdA-Streßprojekts: Wer am Arbeitsplatz mit anderen gut zusammenarbeitet und wer sich bei gutem Zusammenhalt von Arbeitskollegen unterstützt fühlt, ist auch zufriedener und außerhalb des Betriebes kontaktfreudiger, trifft sich in der Freizeit häufiger mit Bekannten und Freunden usw. Auch hierzu eine weitere Zahl: 33 Prozent der Befragten des HdA-Streßprojekts gaben an, sie würden die Unterstützung durch ihre Kollegen vermissen (30).

Schließlich kann man aus den Untersuchungen folgern: Arbeitsplätze ohne ausreichende Möglichkeiten zur Kommunikation wie auch Arbeitsplätze mit hohem sozialen Streß begünstigen psychische Streßreaktionen, da sie keine soziale Unterstützung zulassen.

4.5 BETRIEBLICHE RAHMENBEDINGUNGEN

Kommen wir nun zum letzten Bereich von streßverursachenden Arbeitsbedingungen, den betrieblichen Rahmenbedingungen. Unter betrieblichen Rahmenbedingungen sollen hier Aspekte wie Aufstiegsmöglichkeiten, Bezahlung, Arbeitszeit (z.B. Schichtarbeit, Überstunden usw.), Führungsstil, Arbeitsplatzsicherheit und innerbetriebliche Mitwirkungsmöglichkeiten zusammengefaßt werden. Diese Bedingungen werden häufig auch recht vage unter Begriffen wie "Betriebsklima" oder "Organisationsklima" zusammengefaßt.

Da die einzelnen Merkmale der betrieblichen Rahmenbedingungen praktisch nicht erklärt werden müssen, wollen wir im folgenden die einzelnen Merkmale gleich im Zusammenhang mit arbeitswissenschaftlichen Untersuchungen, die die gesundheitlichen Folgen betrieblicher Rahmenbedingungen herausstellen, behandeln.

4.5.1 ARBEITSPLATZSICHERHEIT UND AUFSTIEGSMÖGLICHKEITEN

Gerade unter den heutigen gesellschaftlichen Verhältnissen ist die Sicherheit des Arbeitsplatzes für jeden Beschäftigten von zentraler Bedeutung. Dies um so mehr, als sowohl die Alltagserfahrung wie auch wissenschaftliche Untersuchungen zeigen, daß Arbeitslosigkeit verheerende Folgen für die Persönlichkeit, die Gesundheit des Arbeitslosen sowie auch Auswirkungen auf seine Familie hat (31). Die für uns alle sichtbaren Folgen sind z.B. materielle Not, Vereinsamung, Depressivität und Hoffnungslosigkeit, psychosomatische Beschwerden. Bei der Betrachtung aller Arbeitsbelastungen sollte man deshalb immer im Auge behalten, daß eine der schlimmsten Belastungen die Arbeitslosigkeit ist. Sie zerstört am deutlichsten die Persönlichkeit und die Gesundheit des Betroffenen und seiner Familie.

Aber nicht nur für die Arbeitslosen hat die mittlerweile lang anhaltende Massenarbeitslosigkeit Folgen, sondern auch für diejenigen, die noch einen Arbeitsplatz haben.

Im HdA-Streßprojekt wurde deshalb zum Beispiel gefragt, wie hoch die Gefahr der dauerhaften Umsetzung oder des Verlustes des Arbeitsplatzes eingeschätzt wird und wie die Chancen eingeschätzt werden, wieder einen Arbeitsplatz zu finden.

Im HdA-Streßprojekt wurde gefunden, daß die Angst vor Arbeitslosigkeit deutlich mit psychosomatischen Beschwerden zusammenhing. Bei Personen, deren Arbeitsplätze nicht sicher sind, sind hohe psychosomatische Beschwerden dreimal so häufig wie bei Personen mit relativ sicheren Arbeitsplätzen. Nur ein Drittel vertraute auf die Möglichkeit, im Falle der Arbeitslosigkeit schnell wieder eine vergleichbare Stelle zu finden, 42 Prozent dagegen glaubten, daß das auf sie nicht zuträfe. Langfristig kann hohe Arbeitsplatzunsicherheit Hoffnungslosigkeit und depressive Verstimmungen hervorrufen. Denn wer ständig hohe Angst um seinen Arbeitsplatz haben muß, kann nicht langfristig und in Ruhe sein Leben planen (32).

Aber auch ein relativ sicherer Arbeitsplatz ist unter Umständen problematisch. Erlaubt nämlich die Arbeit kein berufliches Fortkommen, dann kann dies auch zu negativen Folgen führen (33). Im HdA-Streßprojekt zeigte sich z.B., daß diejenigen, die beruflich aufgestiegen sind, deutlich zufriedener mit ihrer Arbeit waren, verglichen mit denjenigen, die nicht auf- oder vielleicht sogar abgestiegen sind (34). Besonders betroffen davon sind die Frauen, da sie von der Erwerbslosigkeit stärker betroffen sind und auch weniger berufliche Aufstiegsmöglichkeiten haben.

4.5.2 ARBEITSZEIT

Arbeitszeit und Arbeitszeitverkürzungen sind nicht nur aktuell, sondern seit jeher ein wesentliches Feld gewerkschaftlicher Arbeit und Auseinandersetzungen. Die Forderungen zur Arbeitszeitverkürzung und/oder zur Einschränkung bzw. Veränderung der Schichtarbeit werden auch durch arbeitswissenschaftliche Erkenntnisse unterstützt. Nehmen wir einige Untersuchungen beispielhaft heraus.

■ Schichtarbeit

Eines der Hauptprobleme bei Schichtarbeit ist, daß man zu einem Zeitpunkt arbeiten muß, an dem der Körper normalerweise ruht. Insbesondere bei Nachtarbeit können Arbeitsanforderungen nicht so leicht bewältigt werden wie am Tag, wenn der Körper auf Leistung eingestellt ist. Eine erste Reaktion ist oft, daß man auf eine solche Belastungssituation ärgerlich und gereizt reagiert. In einer großen Untersuchung über Schichtarbeit (PROSA-Untersuchung), die die IG Chemie-Papier-Keramik in Betrieben ihres Organisationsbereiches durchführte, wurden über 5000 Schichtarbeiter und Nichtschichtarbeiter, darunter sowohl Männer als auch Frauen, befragt. Auf die Frage: "Reagieren Sie gereizt, obwohl Sie es gar nicht wollen?", antworteten 40 Prozent der Schichtarbeiter, daß dies bei ihnen immer oder alle paar Tage so sei, mit "ja". Demgegenüber bejahten nur 25 Prozent der Arbeiter, die niemals Schicht gearbeitet haben, diese Frage (35). Solche kurzfristigen Beschwerden können Warnsignale für langfristige Erkrankungen sein. Eine Arbeitsgruppe des Ausschusses Arbeitsmedizin beim Hauptverband der gewerblichen Berufsgenossenschaften (36) stellte für Schichtarbeit die folgende charakteristischen Befindlichkeitsstörungen fest:

- Schlafstörungen
- Appetitlosigkeit
- Magenbeschwerden
- sowie bei zu kurzer Schlafzeit vorzeitige Ermüdbarkeit.

Nachtarbeiter sind besonders gefährdet für Magengeschwüre und Zwölffingerdarmgeschwüre. Da gerade Schlafen und Essen besonders an bestimmte Zeiten gebunden sind, verwundert es nicht, daß gerade diese Symptome auftreten. In der PROSA-Untersuchung sagten 20 Prozent der Schichtarbeiter, daß sie mindestens alle paar Tage Magenbeschwerden haben, von denjenigen die noch nie in Schicht gearbeitet hatten, sind es 11 Prozent. 42 Prozent der Schichtarbeiter litten an Schlafstörungen, von den Nichtschichtarbeitern waren es nicht einmal die Hälfte (18 Prozent) (37).

Vielfach wird behauptet, die Hauptgesundheitsschäden würden durch die Nachtarbeit hervorgerufen, die Zweierwechselschicht dagegen hätte keine schädlichen gesundheitlichen Folgen. Hier wird die Zweier-Wechselschicht (Früh- und Spätschicht) mit Tagarbeit gleichgesetzt. Dazu muß man sich jedoch die zeitliche Leistungskurve des Menschen vor Augen halten: Der menschliche Organismus ist "tagesaktiv". Das heißt, tagsüber ist er auf Leistungsabgabe eingestellt, nachts muß er "Energie tanken", also sich erholen. Die Zeit der Energieabgabe dauert ungefähr von 6 Uhr morgens bis 22 Uhr nachts. Daraus folgt, daß der Beginn der Frühschicht und das Ende der Spätschicht jeweils in den Übergang von Leistungshoch und Leistungstief fallen. Berücksichtigt man noch jeweils die Wegzeiten morgens und abends, kommt auch der Zweier-Wechselschichtler in den Bereich des Leistungstiefs hinein. In der schon genannten PROSA-Befragung zeigte sich zum Beispiel, daß die gesundheitlichen Beeinträchtigungen der Zweier-Wechselschichtler z.B. bei

- Magen-Darm-Beschwerden

- Herzgefäß-Beschwerden

- nervöse Beschwerden

genausogroß sind wie bei Nachtschichtarbeitern. Dabei muß man noch berücksichtigen, daß in den meisten Betrieben ja eine besondere Auswahl bei Schichtarbeitern erfolgt. Das heißt: Arbeitnehmer, die nicht einigermaßen gesund sind, bewerben sich gar nicht erst auf einen Schichtarbeitsplatz bzw. werden vom Unternehmen nicht eingestellt. Von daher dürften die Auswirkungen der Schichtarbeit eher unter- als überschätzt werden.

Daß auch die Auswirkungen der Zweier-Wechselschicht ernst zu nehmen sind, zeigt ein weiterer Punkt, den wir noch ansprechen wollen, nämlich die sozialen Folgen.

Schichtarbeit hat negative soziale Folgen.

Nach einer Untersuchung über Freizeitmöglichkeiten (38) haben Schichtarbeiter genausoviel Freizeit wie Nichtschichtarbeiter. ABER: Freizeit ist nicht gleich Freizeit. Es gibt Zeiten, die für die Freizeitgestaltung besonders wichtig sind, nämlich die Wochenenden und die Abendzeiten zwischen 18.00 und 23.00 Uhr. Während dieser Stunden kann man sich seiner Familie widmen und Bekannte treffen, kann an Fort- und Weiterbildungsveranstaltungen, am Vereinsleben sowie an politischen und gewerkschaftlichen Aktivitäten teilnehmen. Sowohl Schichtarbeiter mit Nachtschicht als auch Zweier-Wechselschichtarbeiter sind deshalb bei Freizeitaktivitäten behindert, die an die gesellschaftlich besonders wertvollen Stunden gebunden sind. Insbesondere der ständige Wechsel zwischen den Schichten ermöglicht keine regelmäßige Teilnahme an Aktivitäten in der Freizeit und am Arbeitsplatz.

Auf die Frage, was ihnen im Vergleich zu den Nichtschichtarbeitern besonders schwer falle, gaben die Schichtarbeiter in der PROSA-Untersuchung folgende Antworten (39):

- Mitarbeit in Vereinen (86 Prozent); fast doppelt so viele Nichtschichtarbeiter (40 Prozent gegenüber 26 Prozent) hatten in Vereinen ein Amt inne.

- Teilnahme am gesellschaftlichen Leben (85 Prozent);

- Fortbildung (75 Prozent);

- Kontakt zu Freunden und Bekannten (70 Prozent).

Die angeführten Ergebnisse zeigen, welche gesundheitlichen und sozialen Folgen Schichtarbeit hat.

■ Überstunden

In einer schwedischen Untersuchung über mehrere Wochen hinweg (40) zeigte sich, daß durch Überstunden die Gesundheit beeinträchtigt wird. Während und nach der Arbeitszeit zeigten sich in dieser Untersuchung deutliche Veränderungen im Herz-Kreislauf-System (z.B. die erhöhte Ausschüttung des "Streßhormons" Adrenalin, Zunahme der Pulsfrequenz usw.), von denen langfristig eine Gesundheitsgefährdung erwartet wird. Dies zeigt sich in anderen Untersuchungen noch deutlicher: Mit zunehmendem Anteil der Überstundenarbeit an der gesamten Arbeitszeit steigt die Herzinfarktgefahr deutlich (41).

4.5.3 MITWIRKUNGSMÖGLICHKEITEN IM BETRIEB

An verschiedenen Stellen haben wir darauf hingewiesen, daß die Selbständigkeit und ein großer Handlungsspielraum (bei Arbeitsaufgaben wie auch bei der Arbeitsgeschwindigkeit) positiv für die Gesundheit sind. Man kann diese Ergebnisse im folgenden Grundsatz zusammenfassen:

Wer "Herr/Frau seiner eigenen Arbeit" ist, der/die ist auch gesünder.

Dies liegt sicherlich einerseits daran, daß der Mensch in der Regel danach strebt, selbst über seine (Arbeits- und Lebens-)Bedingungen zu entscheiden, selbst zu bestimmen. Viele Psychologen halten dieses Streben nach Selbständigkeit und Selbstbestimmung für einen Wesenszug des Menschen (42). Gleichzeitig erlaubt ein großer Handlungsspielraum auch, die Arbeitsbedingungen entsprechend der jeweils persönlichen Voraussetzungen (wie z.B. Zielen, Bedürfnissen, Fähigkeiten usw.) zu beeinflussen oder sogar zu gestalten. Ein großer Handlungsspielraum erlaubt nicht zuletzt, die Auswirkungen von belastenden Bedingungen zu verringern.

Es ist deshalb auch nicht verwunderlich, daß in Untersuchungen regelmäßig gefunden wird, daß eingeschränkte Mitwirkungsmöglichkeiten der Arbeiter/-innen und Angestellten bei betrieblichen Entscheidungen mit geringer Arbeits- und Lebenszufriedenheit, geringem Selbstwertgefühl und geringer Arbeitsmotivation und sogar depressiven Verstimmungen einhergehen (43).

"Mitwirkungsmöglichkeiten" beziehen sich dabei auf die Frage, ob und welche Einflußmöglichkeiten der einzelne Arbeitnehmer auf Entscheidungen an seinem Arbeitsplatz und im Betrieb hat.

Hierzu ein Beispiel und die Antworten der über 900 befragten Metallarbeiter aus dem HdA-Streßprojekt (Angaben in Prozent):

★ Beispiel:

Als einzelner sind meine Einflußmöglichkeiten...

An meinem Arbeitsplatz allgemein

sehr klein	22 Prozent
klein	35 Prozent
mittel	37 Prozent
eher groß	6 Prozent

oder

auf das Klima in der eigenen Abteilung

sehr klein	19 Prozent
klein	30 Prozent
mittel	42 Prozent
eher groß	9 Prozent

Man kann unseres Erachtens grundsätzlich davon ausgehen, daß starre, streng hierarchisch organisierte Betriebe, in denen alle wichtigen Entscheidungen zentralisiert sind, kaum Mitwirkungsmöglichkeiten bieten (44). Dies gilt auch in der Regel für einen Führungsstil oder ein Führungsverhalten des Vorgesetzten, bei dem der Vorgesetzte nur wenig Rücksicht auf die verschiedenen Belange der Untergebenen nimmt (45).

In einer Untersuchung in verschiedenen Betrieben der Chemiebranche wurde gezeigt, daß in Betrieben, in denen die Interessenvertreter der Arbeitnehmer ihre Mitbestimmungsrechte und Mitwirkungsmöglichkeiten stärker wahrnahmen, die Arbeitsbedingungen besser waren, als bei denen, wo dies weniger der Fall war (46).

Fassen wir zusammen:

- Arbeitslosigkeit hat verheerende gesundheitliche Folgen.
- Auch schon die Angst vor Arbeitslosigkeit führt zu gesundheitlichen Beeinträchtigungen.
- Schichtarbeit und Überstunden sind Risiken für die Gesundheit.
- Beschränkte Mitwirkungsmöglichkeiten führen zu gesundheitlichen Beschwerden.

4.6 EIN STRESSOR KOMMT SELTEN ALLEIN

In den vorherigen Abschnitten haben wir festgestellt, daß

- die Arbeitsaufgabe
- die Arbeitsorganisation
- die Arbeitsumgebungsbedingungen
- die sozialen Bedingungen am Arbeitsplatz
- die betrieblichen Rahmenbedingungen

eine Quelle von Streß und gesundheitlichen Beeinträchtigungen sein können.

Schon ein erster Blick in den Arbeitsalltag zeigt zudem, daß belastende Arbeitsplätze sich in der Regel nicht nur durch einen Stressor auszeichnen, sondern durch mehrere: Ein Stressor kommt eben selten allein! Beispiele lassen sich viele aufzählen: Nachtarbeit und Lärm, Schichtarbeit und Zeitdruck, geringe Arbeitsinhalte und Umweltbelastungen usw. usw.

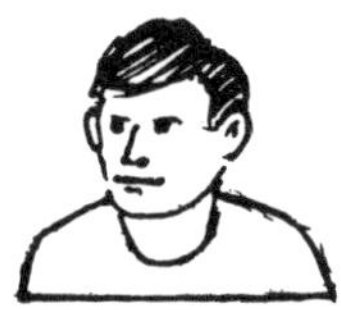

FALLBEISPIEL

Denken wir wieder an Lothar Last, der seit kurzem an den neuen CNC-Maschinen arbeitet: Zeitdruck, geringer Arbeitsinhalt und Schichtarbeit und dann noch die Konkurrenz unter den Kollegen. Da kommt eins zum anderen...

Die Tatsache, daß in der betrieblichen Wirklichkeit nur selten einzelne Belastungsfaktoren wirken, sondern in der Regel mehrere zugleich, findet sich auch in den Ergebnissen verschiedener Untersuchungen wieder (47).

Eine bundesweite Repräsentativerhebung von INFAS 1975 ergab, daß die Mehrzahl der Beschäftigten nicht nur einem, sondern zwei und mehreren Belastungsfaktoren ausgesetzt sind. Durchschnittlich gab jeder Befragte mehr als 2 Belastungen an. Auch im HdA-Streßprojekt zeigte sich, daß die problematischen (gesundheitsgefährdenden) Arbeitsplätze in der Regel mehrere Stressoren zugleich aufwiesen (48). Obwohl diese und ähnliche Erfahrungen schon länger bekannt sind, ist das Zusammenwirken mehrerer Stressoren bislang noch wenig erforscht.

Repräsentativerhebungen sind Untersuchungen, bei denen die Teilnehmer so ausgewählt werden, daß man schon von einer kleinen Gruppe von Untersuchungsteilnehmern auf größere Bevölkerungsgruppen schließen kann.

Trotzdem können schon jetzt einige gerade für die Praxis bedeutsame Punkte festgehalten werden.

Zwei oder mehrere Stressoren verstärken sich

Wenn schon ein einzelner Stressor ein gesundheitliches Risiko bedeutet, dann ist die Gesundheit durch die gleichzeitige Wirkung mehrerer Stressoren noch mehr gefährdet. Dabei kann man Stressoren nicht einfach zusammenzählen. Wenn sie zusammen auftreten, ist ihre Wirkung oft deutlich verstärkt, nach dem Motto: 1 + 1 = 3.

Erst durch das Zusammenwirken werden Arbeitsbedingungen belastend

Arbeitsbedingungen, die für sich genommen gesundheitlich noch nicht bedenklich sind, können zu einem gesundheitlichen Risiko werden, wenn sie gleichzeitig auftreten.

So wurde in einer Untersuchung folgendes festgestellt: Nur Lärm hatte auf die Lösung von relativ leichten Aufgaben keine besondere Wirkung. Kam aber Zeitdruck hinzu, so zeigte sich eine deutliche Belastungswirkung aufgrund des gleichzeitigen Auftretens (49).

Zwei oder mehrere Stressoren schaukeln sich gegenseitig auf

Stressoren könne sich gegenseitig "aufschaukeln"; die Wirkung eines Stressors zieht weitere Stressoren nach sich.

Auch dieser Punkt läßt sich an einem Beispiel verdeutlichen :

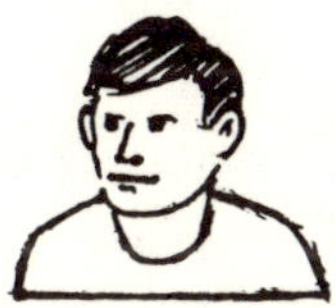

FALLBEISPIEL

Seit Lothar Last an den neuen CNC-Maschinen arbeitet, gerät er häufig unter Zeitdruck. Die Maschine arbeitet viel schneller, des öfteren kommen die anderen Kollegen mit dem Nachschub nicht rechtzeitig usw. Und schon gibt es Ärger und Streitereien. Die bleiben natürlich nicht ohne Wirkung. Mit "Ärger im Bauch" geht es wieder an die Arbeit. Lothar Last ist dann oft nicht richtig bei der Sache, es geht nicht richtig von der Hand... Der Zeitdruck wird dadurch noch größer.

Stressoren wirken verzögert und überlappen sich

Die (gemeinsame) Wirkung von Stressoren kann sich auch erst langfristig verzögert zeigen.

Sehen wir uns auch hierzu ein Beispiel an.

Ständige Überstunden führen zunächst einmal dazu, daß der/die Arbeitnehmer/-in sich (zunehmend) nicht mehr ausreichend erholen kann, auch wenn das zunächst noch gar nicht so richtig auffällt. Je häufiger Überstunden gemacht werden und je mehr Hausarbeit einen erwartet, desto deutlicher zeigt sich jedoch die mangelhafte Erholung. Schlecht ausgeruht trifft diese Arbeitnehmerin oder dieser Arbeitnehmer nun auf die "normalen" Arbeitsanforderungen. Er/sie kann dann vielleicht das normale Arbeitstempo nicht mehr mithalten und macht aufgrund mangelnder Konzentration Fehler oder aber muß sich besonders anstrengen, um noch mithalten zu können. Diese besondere Anstrengung trägt nun ihrerseits dazu bei, an den sowieso schon verminderten Kräften zu zehren - die Kollegin oder der Kollege bewegen sich so zunehmend auf einer abschüssigen Bahn...

Dieses Beispiel zeigt, daß es für eine wechselseitige Beeinflussung verschiedener Belastungen nicht erforderlich ist, daß die verschiedenen Belastungen zur gleichen Zeit auftreten. Die Wirkung von Belastungen verschwindet nicht einfach. Man sagt deshalb, daß Belastungen nachwirken. Solche Nachwirkungen können ziemlich lange anhalten und sich damit mit den Folgen zeitlich späterer Belastungen überschneiden.

Welche praktischen Konsequenzen kann man nun aus der Tatsache, daß

- ein Stressor selten allein kommt und

- Stressoren verzögert wirken

ziehen?

Auch wenn auf den ersten Blick auf einem Arbeitsplatz kein Stressor deutlich zu beobachten ist, ist auf jeden Fall ein zweiter "längerer" Blick erforderlich, um auszuschließen, daß nicht doch
- zwei oder mehrere mögliche Stressoren sich gegenseitig verstärken,
- zwei oder mehrere mögliche Stressoren sich gegenseitig aufschaukeln,
- zwei oder mehrere mögliche Stressoren verzögert wirken
und damit ebenfalls zu einem Gesundheitsrisiko werden.

Schließlich verweist die Tatsache, daß Stressoren selten allein kommen, darauf, daß isolierte Maßnahmen häufig nicht ausreichend sind. Bei einem Arbeitsplatz mit geringen Arbeitsinhalten, Zeitdruck, Lärm usw. reicht es beispielsweise nicht aus, nur den Lärm ein bißchen zu mindern. Hier müßte der Arbeitsplatz grundsätzlich verändert werden, um entscheidende Verbesserungen zu erzielen.

4.7. ZUSAMMENFASSUNG: PRÜFLISTE ZUR BEURTEILUNG VON ARBEITSBEDINGUNGEN

In den vorherigen Abschnitten haben wir immer wieder beispielhaft auf einige Fragen hingewiesen, anhand derer Arbeitsplätze und Arbeitsbedingungen danach beurteilt werden können, inwieweit sie mehr oder weniger stressend und langfristig gesundheitsgefährdend sind. Wir wollen jetzt diese Fragen in Form einer Prüfliste oder Checkliste zusammenfassen und damit die zu Beginn genannte "Meßlatte" zur Beurteilung von Arbeitsbedingungen festhalten.

Was kann man nun mit einer derartigen Prüfliste anfangen?

Will man - z.B. als Vertrauensfrau/mann oder Betriebsrätin/rat - Maßnahmen gegen Streß am Arbeitsplatz ergreifen, dann braucht man zunächst Informationen über den Umfang und die Art des vorliegenden Stresses. Mit Hilfe der folgenden Prüfliste kann man hierauf eine erste Antwort geben.

Man geht z.B. als Betriebsrat oder Personalrat an die Arbeitsplätze und versucht, diese anhand der Prüfliste einzuschätzen. Dies kann man zum Beispiel als Betriebsrat auch während der Arbeitszeit unter Erhaltung der Vergütungsansprüche tun (§ 37 Abs. 2 und 3, Betriebsverfassungsgesetz; für Personalräte gilt Entsprechendes).

Man kann diese Liste aber auch - z.B. während eines Beratungsgespräches - mit Kolleginnen oder Kollegen durchgehen und sich so gemeinsam ein Bild über die Probleme an den Arbeitsplätzen verschaffen. Diese Art dürfte sogar in der Regel die günstigere sein, denn der einzelne Kollege oder die Kollegin wissen ja in der Regel sehr gut und meistens auch besser als der Betriebsrat über seinen bzw. ihren Arbeitsplatz Bescheid.

Gleichzeitig kann diese Prüfliste auch dazu dienen, den zu erwartenden Streß bei Veränderungen der Arbeitsbedingungen abzuschätzen.

Eine derartige Prüfliste kann somit als ein erster Schritt Hinweise dafür geben, ob und welche Art von Stressoren vorliegen. Kommt man anhand dieser Prüfliste zu der Einschätzung, daß Streß vorliegt, sollten weitere Maßnahmen ergriffen werden (vgl. Kap. 4).

Die folgende Prüfliste besteht aus zwei Teilen. Teil I gibt generelle Hinweise, ob Probleme am Arbeitsplatz oder in der Abteilung existieren. Hoher Krankenstand, ständige Unterbesetzung, ständige Unzufriedenheit, viele Überstunden sind derartige Punkte, die auf Probleme verweisen.

Teil II faßt die in den vorherigen Abschnitten verstreut genannten Fragen noch einmal zusammen; dabei soll hier auf eine genauere Einschätzung dieser Fragen verzichtet werden. Die Antwort "ja" bedeutet, daß an diesem Arbeitsplatz ein bestimmter Belastungsfaktor vorhanden ist. Je häufiger das Urteil "ja", desto problematischer ist der jeweilige Arbeitsplatz. "Nein" bedeutet entsprechend, daß der Arbeitsplatz in bezug auf diesen Belastungsfaktor nicht problematisch ist.

Es ist aber noch an den Fall zu denken, daß Arbeitsplätze auch dann noch als problematisch einzuschätzen sind, wenn einzelne Belastungsfaktoren zwar nicht so ausgeprägt, dafür aber kombiniert auftreten. Deshalb gibt es noch die weitere Antwortmöglichkit "eher ja". Denn Arbeitsplätze mit mehreren Einschätzungen "eher ja" können auch belastend und gesundheitsgefährdend sein.

PRÜFLISTE ZUR BEURTEILUNG VON STRESS AM ARBEITSPLATZ

TEIL I:

	Ja	eher ja	eher nein	nein
1) Ist der Krankenstand in der Abteilung/ in dem Bereich hoch?	☐	☐	☐	☐
Wenn ja, wie hoch ..... Prozent				
2) Werden in der Abteilung/in dem Bereich regelmäßig Überstunden gemacht?	☐	☐	☐	☐
Wenn ja, wieviele? .... pro Monat				
3) Ist zuwenig Personal zur Erledigung der Arbeit vorhanden?	☐	☐	☐	☐
4) Muß in den Pausen manchmal durchgearbeitet werden?	☐	☐	☐	☐
5) Werden rechtliche Bestimmungen (Sicherheitsvorschriften, Gehörschutz etc.) nicht eingehalten?	☐	☐	☐	☐
6) Kommen häufig Beschwerden von Kolleginnen/ Kollegen aus dem Bereich?	☐	☐	☐	☐
7) Wechselt das Personal in der Abteilung/ dem Bereich häufig?	☐	☐	☐	☐
8) Gibt es häufig Auseinandersetzungen, Streitereien, soziale Konflikte in der Abteilung/in dem Bereich?	☐	☐	☐	☐

9) Gibt es Schichtarbeit — ja ( ) nein ( )
Wenn ja, mit Nachtschicht? — ja ( ) nein ( )
Schichten auch am Wochenende? — ja ( ) nein ( )

TEIL II:

STRESS DURCH DIE ARBEITSAUFGABE

	Ja	eher ja	eher nein	nein
10) Muß immer wieder die gleiche (einförmige) Arbeit gemacht werden?	☐	☐	☐	☐
11) Verlangt diese Arbeit nur sehr einfache Entscheidungen, bei denen praktisch nicht überlegt werden muß?	☐	☐	☐	☐
12) Ist bei dieser Arbeit alles vorgegeben, so daß man praktisch nichts selbst entscheiden kann?	☐	☐	☐	☐

STRESS DURCH DIE ARBEITSORGANISATION

	Ja	eher ja	eher nein	nein
13) Muß häufig oder ständig unter Zeitdruck gearbeitet werden?	☐	☐	☐	☐
14) Muß an diesem Arbeitsplatz mit schlechtem Werkzeug und/oder Material gearbeitet werden?	☐	☐	☐	☐
15) Gibt es häufig Probleme in der Zusammenarbeit (Probleme mit dem Materialnachschub usw.)?	☐	☐	☐	☐
16) Sind besondere Maßnahmen erforderlich, um zwischendurch den Arbeitsplatz verlassen zu können (z.B. Springer organisieren)?	☐	☐	☐	☐

STRESS DURCH ARBEITSUMGEBUNGSBEDINGUNGEN

	Ja	eher ja	eher nein	nein
17) Gibt es Belastungen durch Arbeitsumgebungsbedingungen (Lärm, Hitze, Schmutz usw.)?	☐	☐	☐	☐

Wenn ja, durch welche ....
....
....

STRESS DURCH SOZIALE BEDINGUNGEN

	Ja	eher ja	eher nein	nein
18) Gibt es Probleme/Schwierigkeiten zwischen Arbeitskollegen/-kolleginnen?	☐	☐	☐	☐
19) Gibt es Probleme /Schwierigkeiten mit Vorgesetzten?	☐	☐	☐	☐
20) Muß an isolierten Arbeitsplätzen gearbeitet werden? (auch Arbeitsplätze, bei denen man sich aufgrund von Lärm, Sichtverhältnissen usw. nicht verständigen kann)	☐	☐	☐	☐

STRESS DURCH BETRIEBLICHE RAHMENBEDINGUNGEN

	Ja	eher ja	eher nein	nein
21) Sind die Arbeitsplätze in dieser Abteilung/ diesem Bereich aktuell bedroht?	☐	☐	☐	☐
22) Sind die Einflußmöglichkeiten auf betriebliche Entscheidungen sehr gering?	☐	☐	☐	☐

STRESSENDE ARBEITSPLÄTZE? BEI UNS DOCH NICHT! GEGENARGUMENTE

5

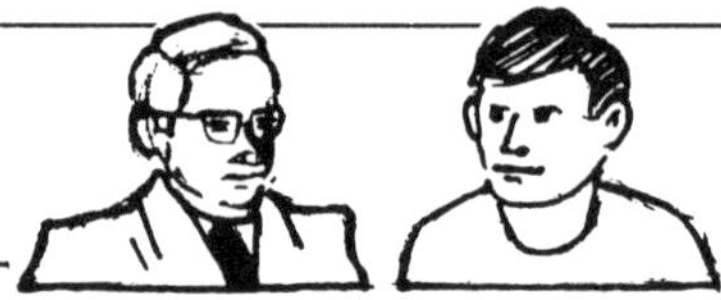

FALLBEISPIEL

Dr. Schäffel, Geschäftsführer bei Schäffel u. Söhne & Co. betritt mit fliegenden Schritten das Sitzungszimmer und schüttelt den schon wartenden Betriebsrätinnen und Betriebsräten in seiner verbindlichen Art die Hand. Nach der üblichen Begrüßungszeremonie und einigem Hin und Her bringen die Betriebsräte ihr Anliegen vor. Seit die neuen CNC-Maschinen angeschafft worden seien, hätten sich die Arbeitsbedingungen in der Dreherei wesentlich verschlechtert; es sei noch lauter als vorher, auf die Dauer zwei Maschinen zu bedienen sei unmöglich, außerdem gäbe es da immer wieder Probleme mit dem Materialnachschub und das Klima in der Abteilung würde auch immer schlechter.

"... und", betont Lothar Last, "Sie wissen ja, ich arbeite auch in der Abteilung. Es ist einfach so. Die Kollegen stehen da ziemlich unter Streß. Die halten das auf die Dauer nicht aus. Es werden auch immer mehr krank..."

Dr. Schäffel versucht zu beschwichtigen. Das seien eben noch Einarbeitungsprobleme; mit der Zeit würde sich das geben, Schwierigkeiten mit dem Nachschub gäbe es immer einmal, da sollte man eben sein Möglichstes tun und ansonsten nicht alles so übertreiben.

So geht es noch eine Zeit lang hin und her. Als Lothar Last darauf besteht, daß der Streß für die Kollegen auf die Dauer unzumutbar ist, verliert Dr. Schäffel seine sonst so verbindliche Art.

"Also, meine Damen und Herren, jetzt will ich Ihnen mal was sagen. Was wissen Sie denn von Streß! Wenn hier überhaupt jemand unter Streß steht, dann bin ich das. Ich kann Ihnen ja mal meinen Terminkalender zeigen. Von meiner Arbeitszeit will ich überhaupt nicht reden.

Sie sagen da, daß die Arbeit in der Dreherei neuerdings "krank" macht. Ja, wo gibt's denn sowas! Den Arbeitsplatz in unserer Firma, von dem man krank wird, den müssen Sie mir erst mal zeigen. Und daß es hier zugeht, wie in einem Heilsanatorium, das können Sie ja nicht im Ernst erwarten! Die Arbeitsplätze hier sind nicht schlechter als irgendwo anders auch, eher im Gegenteil!

Es ist doch so: Ob jemand die Arbeit als belastend empfindet oder nicht, hängt doch vom einzelnen ab. Dem einen liegt die Arbeit, dem anderen liegt sie nicht.

Im übrigen was den Krankenstand angeht: Wenn ich sehe, was in manchen Abteilungen geraucht und heimlich getrunken wird, dann ist mir schon klar, wie die vielen Krankheitstage zustande kommen. Darum müssen Sie sich mal kümmern. Das ist doch auch Ihre Aufgabe als Betriebsrat... Außerdem müssen Sie auch sehen, daß wir gerade in den letzten Jahren durch die Anschaffung neuer Maschinen ja gerade eine Reihe von Belastungen abbauen konnten..."

Gegen Streß am Arbeitsplatz bei Arbeitern und Angestellten werden immer wieder eine Reihe von Einwänden genannt, wie sie auch von Herrn Schäffel von Schäffel und Söhne & Co gegenüber dem Betriebsrat vorgebracht wurden: Streß gibt es nur bei Managern; ob man Streß hat, hängt vom einzelnen ab; alles liegt am falschen Gesundheits- oder Freizeitverhalten der Leute usw.

Was ist von solchen Argumenten zu halten? Im folgenden wollen wir auf die einzelnen Argumente etwas genauer eingehen.

GEGENARGUMENT NUMMER 1: STRESS IST EINE MANAGERKRANKHEIT

Auf den vorherigen Seiten haben wir eine Reihe von Belastungsauswirkungen und gesundheitlichen Störungen dargestellt. Häufig hört man jedoch: Streß ist eine typische Managerkrankheit. Der durchschnittliche Arbeitnehmer hat keinen Streß.

RICHTIG IST:

Bestimmte Krankheiten wurden bisher hauptsächlich bei den leitenden Angestellten auf die Arbeitsbedingungen zurückgeführt. Lange Zeit standen Manager im Mittelpunkt von Untersuchungen zu Streß am Arbeitsplatz.

ABER:

Arbeiter und Angestellte unterer Gehaltsgruppen wurden erst in den letzten Jahren in Überlegungen zu Streß am Arbeitsplatz einbezogen und untersucht. Ihre Arbeitsbelastungen wurden als nicht so wichtig angesehen, sieht man einmal von der körperlichen Beanspruchung ab. Aber die sei ja sowieso auf dem Rückmarsch durch die Einführung neuer Techniken.
Neuere Untersuchungen zeigen, daß sogar eher das Gegenteil der Fall ist! Arbeiter und Angestellte unterer Lohngruppen sind sogar am stärksten Belastungen ausgesetzt. So werden zum Beispiel in der schon einmal zitierten großen amerikanischen Untersuchung (1) ungelernte Arbeiter, Facharbeiter und Angestellte mit und ohne Hochschulabschluß miteinander verglichen. Es zeigt sich: Die ungelernten Arbeiter sind unzufriedener mit ihrer Arbeit, langweilen sich mehr, sind depressiver und haben erheblich mehr psychosomatische Beschwerden.

Berufsgruppenunterschiede für verschiedene Streßfolgen

	Ungelernte Arbeiter	Facharbeiter	Angestellte ohne Hochschulabsch.	Angestellte mit Hochschulabschluß
Unzufriedenheit mit der Arbeit	+	+	–	–
Langeweile	++	0	–	–
Angst	0	0	0	0
Depressivität	+	0	0	0
Psychosomatische Beschwerden	++	0	0	0

Es bedeuten: ++ sehr über dem Durchschnitt; + über dem Durchschnitt; 0 durchschnittlich; – unter dem Durchschnitt

GEGENARGUMENT NUMMER 2: STRESS HÄNGT VOM EINZELNEN AB

Häufig wird behauptet, es hänge vom einzelnen ab, ob er die Arbeit als belastend empfindet. Manche seien besonders empfindlich aufgrund ihrer körperlichen und geistigen Voraussetzungen und könnten eben mit schwierigen Arbeitsbedingungen nicht so gut umgehen. Für solche Leute sei es besser, sich einen anderen Arbeitsplatz zu suchen.

RICHTIG IST:

Streß hängt auch von den Voraussetzungen einer Person ab. Die Art, wie man Streß wahrnimmt, die persönliche Konstitution und die individuelle Leistungsfähigkeit spielen im Streßgeschehen eine Rolle.

Innerhalb bestimmter Belastungsgrenzen sind durchaus von Person zu Person unterschiedliche Reaktionen möglich. Bei mittleren Belastungen hängen die Streßfolgen von drei Bedingungen ab:

1. Ob man Einfluß auf die Belastung hat: Stressoren sind oft weniger problematisch, wenn sie veränderbar sind, wenn man sie aus der Welt schaffen kann. Auseinandersetzungen mit Kollegen sind beispielsweise weniger belastend, wenn man weiß, daß man sie auch wieder beenden kann.

2. Welchen zusätzlichen Belastungen eine Person ausgesetzt ist: Wenn in anderen Bereichen, z.B. in der Familie, zusätzliche Belastungen auftreten, werden Stressoren bei der Arbeit oft als noch belastender wahrgenommen oder man kann schlechter damit umgehen, "man geht schneller hoch".

3. Wie man gelernt hat, mit Stressoren umzugehen: Der eine fühlt sich sofort irritiert, weiß überhaupt nicht mehr, was er machen soll. Andere haben gelernt, mit Belastungen umzugehen, sich weniger schnell aus der Ruhe bringen zu lassen.

ABER:

Persönliche Leistungsvoraussetzungen, persönliche Bewertungsprozesse von Streß sind auch das Ergebnis betrieblicher Gegebenheiten. Beispielsweise schafft eine ausreichende und umfassende berufliche Ausbildung günstigere persönliche Leistungsvoraussetzungen und schafft damit auch bessere Möglichkeiten, mit Arbeitsbedingungen umzugehen.

Bei stärkeren und länger andauernden Belastungen zeigen immer mehr Betroffene Streßreaktionen. Es gibt dann kaum mehr Möglichkeiten für den einzelnen, die Anforderungen zu bewältigen.

Belastungen dürfen jedoch nicht erst als Gefahr angesehen werden, wenn sie bei ALLEN Betroffenen gesundheitliche Beeinträchtigungen hervorrufen. Auch wenn bei nur wenigen Beschäftigten entsprechende Folgen auftreten, muß bereits das Risiko erkannt werden. So gibt es zum Beispiel die Verordnungen über "Maximale Arbeitsplatz-Konzentrationen" bestimmter chemischer Stoffe (MAK-Werte), obwohl die Verträglichkeit unterschiedlich ist. Man nimmt hier auch nicht den Grenzwert, bei dem sich bei allen Betroffenen Schäden nachweisen lassen. Ähnlich geht man auch bei der Einschätzung der Wirkung von Rauchen vor: Nicht alle Raucher zeigen gesundheitliche Schäden. Trotzdem ist Rauchen als Risiko für die Gesundheit anerkannt. Übertragen auf den Arbeitsplatz heißt das:

Wenn unter bestimmten Arbeitsbedingungen gesundheitliche Schäden verstärkt auftreten (also das Krankheitsrisiko größer wird) muß bereits etwas unternommen werden. Man kann nicht warten, bis alle Beschäftigten von diesen Arbeitsbedingungen geschädigt sind.

Und schließlich muß man auch festhalten: Ob man einer Person die Streßfolgen äußerlich anmerkt oder nicht, läßt noch keine Rückschlüsse auf die tatsächlichen Streßfolgen zu. So ist es durchaus möglich, daß jemand unter ernsthaften Streßfolgen leidet, dies aber nicht zu erkennen gibt. Die beobachtbare Reaktion sagt nicht unbedingt etwas über die tatsächlichen Folgen aus!

GEGENARGUMENT NUMMER 3: DER SCHLECHTE GESUNDHEITSZUSTAND LIEGT AM FALSCHEN FREIZEIT- UND GESUNDHEITSVERHALTEN

Häufig wird behauptet, der schlechte Gesundheitszustand vieler Arbeitnehmer liege an deren falschem Gesundheits- und Freizeitverhalten. So werde zuviel geraucht und getrunken, es werde zu wenig - und wenn, dann falsch - Sport getrieben, man ernähre sich falsch und bürde sich in der Freizeit oft zuviel Belastungen auf, wie z.B. den Bau eines Eigenheims.

RICHTIG IST:

Auch ungesund zu leben, rauchen und trinken oder dauernder Ärger in der Familie können die Ursache gesundheitlicher Beeinträchtigung sein.

ABER:

Daß häufig das persönliche Verhalten oder die Freizeit als Ursache von Streß gesehen wird, liegt daran, daß viele Stressoren erst in der Freizeit bemerkt werden, obwohl sie bei der Arbeit entstehen. Falsches Freizeit- oder Gesundheitsverhalten ist oft auch eine direkte Folge zu hoher Arbeitsbelastung:

- Kollege Manfred Müd ist nach der Arbeit so müde, daß er sich zu nichts mehr aufraffen kann. Früher spielte er regelmäßig Fußball, jetzt aber ist er zu erledigt, um noch groß was zu unternehmen. Kurzfristig kann er so mit seiner Müdigkeit umgehen. Langfristig kann das zu gesundheitlichen Folgen infolge von Bewegungsmangel führen.

- Kollege Siegfried Schneck ist nach der Arbeit oft so fertig, daß ihm auch seine Familie ziemlich auf die Nerven geht. Um Streitereien zu vermeiden, zieht er sich deshalb zurück. Kurzfristig kann er sich so zwar einigermaßen erholen, langfristig aber leidet das Familienleben.

Oder das Gesundheitsverhalten ist ein Mittel, um die Streßfolgen zu mildern:

- So zeigt z.B. eine Untersuchung, daß solche Personen eher das Rauchen aufgeben, die weniger Belastung bei der Arbeit haben (2).

- Dem einen helfen bei Kopfschmerzen manchmal Zigaretten, da Nikotin eine Verengung der Blutgefäße bewirkt. Langfristig aber hat Rauchen gesundheitliche Schäden zur Folge.

■ Der andere kann sich am besten entspannen, wenn er ein oder zwei Gläschen Bier trinkt. Nach einiger Zeit kann er darauf nicht mehr verzichten. Es bleibt auch nicht bei ein bis zwei Gläschen. Er benötigt zunehmend mehr Alkohol zur Entspannung. Wegen des Alkohols bekommt er dann vielleicht auch noch Ärger mit seiner Frau.

Bei den meisten der hier genannten Beispiele machen sich die Streßauswirkungen (hier: Rauchen, sich nicht mehr aufraffen können, sich zurückziehen, Alkohol trinken) vor allem in der Freizeit bemerkbar, obwohl ihre Ursache im Streß am Arbeitsplatz liegen kann. In der Freizeit führen diese Streßfolgen der Arbeit zu neuen Belastungen für die körperliche, psychische und soziale Gesundheit: Schlechte Gesundheit durch das Rauchen, durch Alkohol, Bewegungsmangel, ein unerfreuliches Familienleben.

GEGENARGUMENT NUMMER 4: DIE NEUEN TECHNIKEN BAUEN ARBEITSBELASTUNGEN AB

Häufig wird behauptet, in den letzten Jahren hätten sich die Arbeitsbedingungen erheblich verbessert, vor allem schwere körperliche Arbeit sei stark abgebaut worden. Durch die weitere Einführung neuer Techniken würden die Arbeitsbedingungen insgesamt gesehen und auf die Dauer humaner.

RICHTIG IST:

Die Arbeitszeit ist kürzer geworden, schwere körperliche Arbeit ist in einigen Berufen erheblich verringert und durch Maschinen ersetzt worden.

ABER:

Bei vielen Tätigkeiten hat ein Wechsel weg von körperlicher hin zu geistiger, nervlicher Beanspruchung stattgefunden. Deswegen sehen viele Arbeitsplatzveränderungen auf dem ersten Blick wie eine Verbesserung aus. Beschäftigte, die einige Zeit dort arbeiten, kennen jedoch auch die Nachteile: Soziale Isolation, ständige Aufmerksamkeit, einseitige Belastung, Unterforderung (z.B. in Leitständen oder an Bildschirmarbeitsplätzen) sind Belastungen, die man erst auf den zweiten Blick erkennt.

Dies zeigt sich zum Beispiel auch in dem HdA-Streßprojekt. Dort wurde gefragt: "Was hat sich in Ihrer Arbeitssituation in den letzten drei Jahren verändert?" Es wurde angegeben, daß sich vor allem der Zeitdruck und die nervliche Anstrengug verschlechtert hätten (3).

Veränderungen der Arbeitssituation in den letzten 3 Jahren (Angaben in Prozent):

	besser	gleich	schlechter
Zeitdruck	8	49	43
nervliche Anstrengung	9	48	43
körperliche Anstrengung	14	64	22
Umgebungsbedingungen (Lärm, Hitze usw.)	9	60	31

GEGENARGUMENT NUMMER 5: KRANKE GERATEN AUF DIE SCHLECHTEREN ARBEITSPLÄTZE

Vielfach wird zwar zugestanden, daß es einen Zusammenhang zwischen Arbeitsbedingungen und Gesundheit gibt. Allerdings wird gesagt, daß es nicht die Arbeitsbedingungen sind, die krank machen, sondern die Arbeitnehmer mit dem schlechteren Gesundheitszustand geraten im Schnitt auf die schlechteren Arbeitsplätze, z.B. weil sie häufiger wegen Krankheit fehlen und deshalb keine Aufstiegsmöglichkeiten auf bessere Arbeitsplätze erhalten. Dafür aber seien die Arbeitnehmer selbst verantwortlich.

RICHTIG IST:

Es lassen sich tatsächlich mehrere Wege vorstellen, wie ein schlechter Gesundheitszustand zu schlechteren Arbeitsbedingungen führt. Zum Beispiel läßt sich denken, daß kränkere Leute sich im Betrieb weniger gut durchsetzen können und weniger bevorzugt werden, weil niemand gerne mit ihnen zusammenarbeiten möchte. Dadurch geraten sie auf schlechtere Arbeitsplätze. Außerdem kann man sich gut vorstellen, daß jemand, der wegen Krankheit oft fehlt, auf der beruflichen Leiter ganz nach unten gerät oder zumindest nicht auf bessere Arbeitsplätze gelangt. Gerade wer wegen psychischer Probleme erkrankt, fehlt oft sehr lange. Man denke etwa an Alkoholtherapien, die oft zwischen 6 und 12 Monaten dauern. Wer an einer solchen Krankeit leidet und sich einer solch langen Therapie unterziehen muß, wird häufig entlassen oder muß damit rechnen - wenn man überhaupt wieder eine Arbeit findet - auf einem schlechteren Arbeitsplatz weiterarbeiten zu müssen.

ABER:

Damit läßt sich nicht alles erklären. Wir haben in den vorherigen Abschnitten eine ganze Reihe von Untersuchungen kennengelernt, die unseres Erachtens nahelegen, daß die belastenden Arbeitsbedingungen mitverantwortlich für gesundheitliche Beeinträchtigungen sind. Allerdings läßt sich das durch die genannten Untersuchungen meist nicht richtig "beweisen", da es sich überwiegend um sogenannte Querschnittsuntersuchungen handelt. Das aber bedeutet: Die belastenden Arbeitsbedingungen und der Gesundheitszustand werden zu ein und demselben Zeitpunkt gemessen. Man kann deshalb nicht genau sagen, ob die Arbeitsbedingungen die Gesundheit beeinflussen oder umgekehrt die Gesundheit beeinflußt, welchen Arbeitsplatz man bekommt.

Sehen wir uns dazu noch einmal eine derartige "Querschnittsuntersuchung" an. In einer schwedischen Untersuchung wurden Arbeiter eines Sägewerkes untersucht (4). Zwei Gruppen wurden dort miteinander verglichen: die eine Gruppe hatte durch die Maschinen vorgegebene sehr kurze Arbeitszyklen (unter 10 Sekunden). In dieser kurzen Zeit war eine Entscheidung zu treffen, wie die Bäume am besten weiterbearbeitet werden, um möglichst wenig Ausschuß zu bekommen. Bei der anderen Gruppe war die Arbeitsgeschwindigkeit nicht durch die Maschine vorgegeben. Diese Gruppe konnte sich die Arbeit selber einteilen und mußte nicht so hetzen.

Die erste Gruppe hatte - was uns inzwischen nicht mehr verwundert - einen deutlich schlechteren Gesundheitszustand. Wichtig ist dabei: Beide Gruppen waren im Durchschnitt gleich alt, kamen gleichermaßen aus ländlichen Gegenden (hatten also keinen "Großstadtstreß") und in beiden Gruppen war es so, daß die Arbeiter für ihre Arbeit sorgfältig ausgewählt worden waren. Dabei ist es auch für Schweden äußerst unwahrscheinlich, daß für die eine Gruppe von vornherein kränkere Personen ausgesucht worden waren. Jedenfalls gibt es dafür keine Anhaltspunkte. Eher im Gegenteil: Aufgrund der hohen Arbeitsanforderungen wurden eher besonders gesunde Personen ausgewählt. Im strengen wissenschaftlichen Sinn dürfte man jedoch bei einer derartigen Querschnittsuntersuchung nicht von Ursache und Wirkung sprechen. Vom gesunden Menschenverstand wird man diese Ergebnisse aber so interpretieren, daß sich die Arbeitsbedingungen auf die Gesundheit auswirken und nicht umgekehrt. Es lassen sich auch kaum andere plausible Gründe finden, die für den Zusammenhang verantwortlich zu machen sind.

Der beste "Beweis", daß belastende Arbeitsbedingungen für gesundheitliche Beeinträchtigungen verantwortlich sind, kommt jedoch von sogenannten "prospektiven Längsschnittstudien". Bei derartigen Untersuchungen werden Arbeitsbedingungen und Gesundheitszustand nach gewissen zeitlichen Abständen mehrmals untersucht. Wäre es so, das der Gesundheitszustand für die schlechten Arbeitsbedingungen verantwortlich ist, dann müßten Personen mit schlechtem Gesundheitszustand immer mehr auf die schlechteren Arbeitsbedingungen "abrutschen". Sind aber die Arbeitsbedingungen für den schlechten Gesundheitszustand verantwortlich, dann müßten Personen, die zu Beginn einer solchen Untersuchung noch gesund waren, aber unter belastenden Arbeitsbedingungen arbeiten, zunehmend kränker werden.

In Schweden wurde eine solche Untersuchung durchgeführt (6). Der zeitliche Abstand betrug 6 Jahre. Die untersuchten Belastungsfaktoren waren 1. eine hektische und anstrengende Arbeit und 2. geringer Handlungsspielraum. Dabei kam es den Untersuchern vor allem auf die Kombination an: Anstrengende Arbeit bei gleichzeitig geringem Handlungsspielraum. Beim Gesundheitszustand wurden vor allem Beschwerden des Herz-Kreislauf-Systems untersucht, die als Risikofaktoren für Herzinfarkt anzusehen sind.

Man hat bei den Personen, die zum ersten Untersuchungszeitpunkt keine derartigen Symptome aufwiesen, überprüft, wie es mit ihrem Gesundheitszustand 6 Jahre später bestellt war. In der Tat zeigte sich, daß von den Personen, deren Tätigkeit sehr belastend war, ein deutlich höherer Prozentsatz in der Zwischenzeit solche Symptome entwickelt hatte. Dieses Ergebnis blieb im übrigen auch dann erhalten, wenn andere mögliche Einflußfaktoren wie z.B. das Rauchen bei der Auswertung der Ergebnisse berücksichtigt wurde.

Auch im HdA-Streßprojekt wurde eine Längsschnittuntersuchung durchgeführt. Auch dort zeigt sich zum Beispiel, daß die psychischen Stressoren für psychosomatische Beschwerden verantwortlich sind (7).

GEGENARGUMENT NUMMER 6: ARBEITER GEBEN KEINE EHRLICHEN ANTWORTEN

Dieses Argument bezieht sich darauf, daß viele Untersuchungen über Streß am Arbeitsplatz so durchgeführt werden, daß die Beschäftigten nach ihren Arbeitsbedingungen und nach ihrem Gesundheitszustand befragt werden. Auch im HdA-Streßprojekt haben wir u.a. diese Methode angewendet und die Ergebnisse, die wir hier berichtet haben, beruhen auf solchen Befragungsdaten. Diejenigen, die die Brauchbarkeit solcher Untersuchungen kritisieren, behaupten nun, die "Kränklichen" würden auch angeben, daß ihre Arbeitsbedingungen schlechter wären, die Gesunden dagegen finden vielleicht auch schlechtere Arbeitsbedingungen noch ganz in Ordnung. So entsteht ein "künstlicher" Zusammenhang zwischen Arbeitsbedingungen und Gesundheit, der in Wirklichkeit gar nicht existiert. Befragungsdaten seien deswegen subjektiv verzerrt und hätten keinerlei "Beweiskraft".

RICHTIG IST:

Tatsächlich muß man damit rechnen, daß die Ergebnisse einer Befragung nicht hundertprozentig stimmen. Dafür gibt es eine Reihe von Gründen, angefangen damit, daß die Befragten über das, worüber sie Auskunft geben sollen, entweder gar nicht richtig Bescheid wissen oder es nicht in Worte fassen können, bis hin zu Phänomenen wie der Tendenz, immer "ja" zu sagen oder extreme Antworten zu vermeiden. Deswegen ist auch das Ausfüllen der Prüfliste zusammen mit einer Kollegin oder einem Kollegen keine "wissenschaftliche Untersuchung im strengen Sinne".

ABER:

Man darf auch nicht glauben, die Befragten würden "lügen wie gedruckt". Vielmehr geben sie in der Regel "richtige" Antworten. Es sei denn, jemand befürchtet, daß seine Antworten gegen ihn verwendet werden. Daß jemand unter solchen Umständen bestimmte Fragen falsch beantwortet, ist allerdings verständlich.

Ein Fragebogen ist ein "wissenschaftliches Meßinstrument". Als Meßinstrument hat es auch einen Meßfehler. Einen solchen Meßfehler haben andere in den Arbeitswissenschaften gebräuchliche Meßinstrumente - wie Beobachten oder physiologische Messungen wie Blutdruck, Hautwiderstand - auch. Man versucht nun, die dadurch entstehenden Probleme so zu lösen, daß man Zusammenhänge zwischen Arbeitsbedingungen und gesundheitlichen Auswirkungen mit unterschiedlichen Meßinstrumenten untersucht. Wenn man nun mit verschiedenen Meßmethoden zu gleichen Ergebnissen kommt, haben die Ergebnisse natürlich eine wesentlich größere Glaubwürdigkeit.

Auch im HdA-Streßprojekt haben wir deswegen nicht nur die Arbeiter nach ihren Arbeitsplätzen befragt. Wir haben die Arbeitsplätze auch beobachtet. Die Beobachtungsdaten zeigen nun die gleichen Ergebnisse wie die Befragungsdaten (8), so daß wir uns sicher sind, keine falschen Ergebnisse berichtet zu haben.

Auch in anderen Untersuchungen zeigt sich, daß Befragungsdaten in der Regel stimmen. In der schon erwähnten schwedischen Untersuchung im Sägewerk wurden die Arbeiter nicht nur befragt, sondern es wurde auch gemessen, wieviel der "Streßhormone" Adrenalin und Noradrenalin im Körper ausgeschüttet wurden. Entsprechend den Befragungsergebnissen fand man in der belasteteren Gruppe deutlich mehr dieser Streßhormone (9). In einer weiteren Untersuchung (10) wurden die Beschäftigten über Herzbeschwerden befragt: Ob sie Schmerzen in der Brust, Atembeschwerden, erhöhten Blutdruck und ähnliches hätten. Nicht nur, daß diese Ergebnisse recht gut mit den ärztlichen Urteilen übereinstimmten. In einer weiteren Untersuchung 6 Jahre später zeigte sich, daß diejenigen Personen tatsächlich mehr tödliche Herzinfarkte hatten, die nach den Befragungsdaten als herzinfarkgefährdet eingestuft worden waren. Ein drastischeres Beispiel für "ehrliche" Antworten gibt es wohl kaum.

Schließlich wollen wir noch auf einen letzten Punkt hinweisen: Es wird ja häufig behauptet, daß der Zusammenhang zwischen Arbeitsbedingungen und Gesundheit überschätzt wird. Eher das Gegenteil ist der Fall: Wenn man nämlich Untersuchungen im Betrieb durchführt, dann trifft man nur auf diejenigen Arbeitenden, die noch einigermaßen gesund sind. Betriebliche Untersuchungen können nämlich in der Regel all diejenigen nicht mit einbeziehen, die - vor allem auch aufgrund belastender Arbeitsbedingungen - erwerbs- und berufsunfähig wurden und vorzeitig aus dem Arbeitsleben ausscheiden mußten.

WAS MAN GEGEN STRESS TUN KANN: HANDLUNGSMÖGLICHKEITEN IM BETRIEB

6

In den vergangenen Kapiteln haben wir uns damit beschäftigt, was Streß ist, welche betrieblichen Stressoren wichtig sind und welche Streßfolgen auftreten können. Im fünften Kapitel haben wir uns mit einigen Gegenargumenten auseinandergesetzt, die Streß entweder auf andere Ursachen zurückführen oder belastende Arbeitsbedingungen verniedlichen wollen. Sicherlich sind auch die hinter solchen Gegenargumenten stehenden Einstellungen ein Grund, warum der Abbau von Streß nur schwer durchzusetzen ist. Die Durchsetzung von Maßnahmen gegen Streß ist aber auch aus anderen Gründen schwer. Und dies, obwohl es eigentlich auch im Interesse der Unternehmer sein müßte, daß Folgen von Streß soweit wie möglich abgebaut werden, angefangen von eingeschränktem Wohlbefinden, Unzufriedenheit mit der Arbeit bis hin zu verschiedensten psychischen und körperlichen Beschwerden und Krankheiten und die damit verbundenen Fehltage. Wieso ist dann der Abbau von Streß so schwer durchzusetzen?

Die Erfahrung zeigt, daß Unternehmer nur dort die Arbeit verändert und "humaner" gestaltet haben, wo es aus betrieblichen Gründen (hohe Krankheits- und Abwesenheitsraten usw.) mehr oder weniger unumgänglich war.

Eine Verbesserung der Arbeitsbedingungen für <u>alle</u> Arbeitnehmer ist aber aus der Sicht der Unternehmer aus verschiedenen Gründen nicht "notwendig": Einerseits tragen die Unternehmer in der Regel <u>nicht</u> oder nur sehr begrenzt die Kosten für die Folgen von Streß, wie z.B. Krankheiten. Die Kosten dafür tragen überwiegend die Versichertengemeinschaft der Arbeitnehmer und der Steuerzahler. Zum anderen gibt es gerade unter Bedingungen großer Arbeitslosigkeit immer noch genügend Arbeitskräfte (häufig ausländische Kolleginnen und Kollegen), die aufgrund ihrer Situation auch extrem belastende Arbeiten annehmen müssen.

Eine Verbesserung der Arbeitsbedingungen für <u>alle</u> Arbeitnehmer kann deshalb nur gewerkschaftlich solidarisch durchgesetzt werden. Denn auch hier müssen wir davon ausgehen, daß Arbeitnehmer und Arbeitgeber unterschiedliche Interessen haben, man also nicht auf gemeinsame Interessen bauen kann. Die Arbeitnehmer wollen langfristig ihre Gesundheit erhalten, während die Arbeitgeber vorrangig die betriebliche Effektivität und den Gewinn im Auge haben.

Im folgenden wollen wir ein allgemeines Vorgehen vorschlagen, wie Betriebs- oder Personalräte die Belastungen in einer Abteilung abbauen können. Dabei wollen wir wieder auf unser Fallbeispiel zurückgreifen.

FALLBEISPIEL

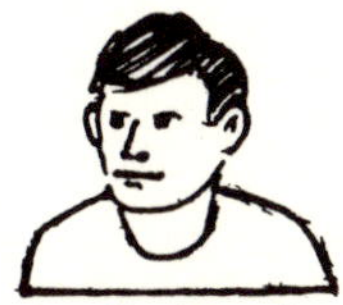

Bis vor kurzem hatte Lothar Last an einer ganz normalen Drehmaschine gearbeitet. 32 Kollegen waren sie da in der Abteilung. Dann wurden die Drehmaschinen durch sogenannte CNC-Maschinen ersetzt. CNC-Maschinen heißt "durch einen Computer numerisch gesteuerte Drehmaschinen". Bei den herkömmlichen Drehmaschinen mußte man noch jeden einzelnen Arbeitsschritt selber planen. Die Maschine mußte dazu immer wieder neu eingestellt werden (z.B. die Drehzahl, der Vorschub usw.).

Bei den numerisch gesteuerten Werkzeugmaschinen werden die Befehle z.B. für den Schlitten oder den Vorschub einer Drehmaschine nicht mehr von Hand über Handkurbel oder Einstellräder eingestellt. Alle Operationen (Vorschub, Drehzahl, Werkzeugbewegung, Reihenfolge der Arbeitsschritte usw.) werden durch ein Programm (über Zahlen-Buchstaben-Kombinationen, deswegen "numerisch") in die Maschine eingegeben. Beispielsweise könnte folgende Zahlen-Buchstaben-Kombination durch Lochstreifen oder einen anderen Datenträger in die Maschine eingegeben werden: X3720F200G01. Dies könnte z.B. bedeuten, daß der Querschlitten (x-Achse) um 3.72 mm mit einem Vorschub von 200 mm/min. geradeaus (G01) bewegt werden soll (1).

ALTE DREHMASCHINE UND CNC-MASCHINE IM VERGLEICH

Vorher	Nachher
Lothar Last bekommt morgens die Zeichnungen vom Meister, holt sich das Werkzeug und das Material	Lothar Last bekommt morgens die Zeichnungen und das Programm vom Programmierer
Lothar Last plant die einzelnen Arbeitsschritte	Die Planung entfällt, da die einzelnen Arbeitsschritte schon vorprogrammiert sind
Lothar Last wählt die Werkzeuge und Spannmittel und richtet die Maschine ein	Der Einrichter hat bereits die Maschine eingerichtet
Er wählt Drehzahl, Vorschub, Zustellbewegung usw.	Das Programm ist bereits vom Einrichter eingelesen worden, Drehzahl, Vorschub usw. haben sich automatisch eingestellt
Lothar Last spannt das Werkstück ein und aus und überwacht den Bearbeitungsvorgang	Er spannt das Werkstück ein und aus, überwacht den Bearbeitungsvorgang und achtet auf Fehlersignale

Er kontrolliert die Werkstücke auf Meßgenauigkeit und verändert ggf. die Einstellungen an der Maschine	Er macht stichprobenartige Kontrollen
Manchmal führt Lothar Last kleinere Reparaturen an der Maschine selber aus	Wegen der Kompliziertheit der Technik kann Lothar Last keine Reparaturen mehr durchführen
An den alten Drehmaschinen arbeitete Lothar Last auf Normalschicht	Lothar Last muß jetzt auch Nachtschicht arbeiten

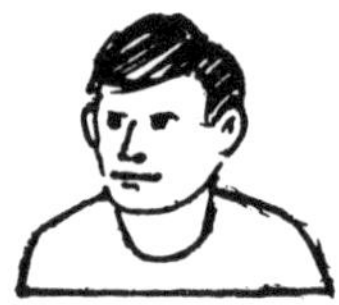

FALLBEISPIEL

Früher an den herkömmlichen Drehmaschinen bestand Lothar Lasts Haupttätigkeit im Bedienen der Maschine, in der richtigen Wahl des Werkzeugs, der Drehzahl, des Vorschubs, der Planung der einzelnen Arbeitsschritte usw. Das war nicht so einfach. Lothar Last hatte das in seiner Berufsausbildung und vor allem auch durch seine Berufserfahrung gelernt.

An der CNC-Maschine muß er jetzt nur noch hauptsächlich automatische Vorgänge überwachen und die Maschine bedienen. Fehler zeigt die Maschine automatisch an. Auf Ausbildung und Berufserfahrung kommt es jetzt nicht mehr so sehr an.

Anhand dieses Beispiels wollen wir im folgenden überlegen, welche Schritte zum Abbau von Streß am Arbeitsplatz notwendig sind.

Der 1. Schritt: SICH SACHKUNDIG MACHEN

Um z.B. in einer bestimmten Abteilung in einem Betrieb Maßnahmen zum Abbau von Streß zu ergreifen, braucht man natürlich zuerst einmal Informationen über Umfang und Art des vorliegenden Stresses.

■ PRÜFLISTE ANWENDEN UND BETROFFENE BEFRAGEN

Erste Hinweise über belastende Arbeitsbedingungen kann die im 4. Kapitel erarbeitete "Prüfliste zur Beurteilung von Streß am Arbeitsplatz" geben. Der Betriebs- oder Personalrat kann zunächst entweder selbst an die einzelnen Arbeitsplätze gehen und sich anhand der Prüfliste ein Bild machen, welche belastenden Bedingungen vorliegen. Er sollte aber auch auf jeden Fall die zuständigen Vertrauensleute sowie <u>die Kolleginnen oder Kollegen befragen</u> und <u>gemeinsam mit ihnen die Arbeitsbedingungen einschätzen</u>. Zum Beispiel ist nicht allein beim Rundgang durch den Betrieb zu erkennen, ob die Kolleginnen/Kollegen sich die Arbeit einteilen können oder ob es Ärger mit Vorgesetzten gibt. Für Betriebsräte ist es in diesem Zusammenhang wichtig, daß sie unter Erhaltung ihrer Vergütungsansprüche während ihrer Arbeitszeit an die betroffenen Arbeitsplätze gehen können (§37 Abs. 2 und 3 Betriebsverfassungsgesetz).

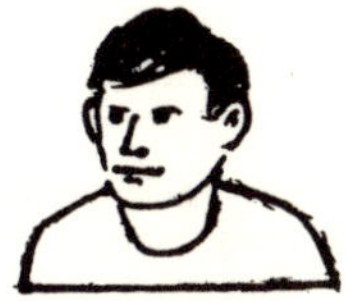

FALLBEISPIEL

Lothar Last und seine Kollegen waren wegen der Arbeitsbelastungen an den neuen CNC-Maschinen schon einmal bei der Unternehmensleitung. Allzu erfolgreich waren sie da nicht. Aber man wirft die Flinte ja nicht gleich ins Korn. Als erstes versuchen Lothar Last und seine Betriebsratskollegen die Belastungen an den CNC-Maschinen systematisch zu erfassen. Dazu füllen sie zusammen mit den betroffenen Kollegen die Prüfliste aus.

PRÜFLISTE ZUR BEURTEILUNG VON STRESS AM ARBEITSPLATZ

Beispiel: Belastungen an den CNC-Maschinen

TEIL I:

	Ja	eher ja	eher nein	nein
1) Ist der Krankenstand in der Abteilung/ in dem Bereich hoch?	☐	☒	☐	☐
Wenn ja, wie hoch ..... Prozent				
2) Werden in der Abteilung/in dem Bereich regelmäßig Überstunden gemacht?	☒	☐	☐	☐
Wenn ja, wieviele? .... pro Monat				
3) Ist zuwenig Personal zur Erledigung der Arbeit vorhanden?	☒	☐	☐	☐
4) Muß in den Pausen manchmal durchgearbeitet werden?	☐	☒	☐	☐
5) Werden rechtliche Bestimmungen (Sicherheitsvorschriften, Gehörschutz etc.) nicht eingehalten?	☐	☐	☒	☐
6) Kommen häufig Beschwerden von Kolleginnen/ Kollegen aus dem Bereich?	☒	☐	☐	☐
7) Wechselt das Personal in der Abteilung/ dem Bereich häufig?	☐	☐	☒	☐
8) Gibt es häufig Auseinandersetzungen, Streitereien, soziale Konflikte in der Abteilung/in dem Bereich?	☐	☒	☐	☐

9) Gibt es Schichtarbeit — ja (x) nein ( )
Wenn ja, mit Nachtschicht? — ja (x) nein ( )
Schichten auch am Wochenende? — ja ( ) nein (x)

TEIL II:

STRESS DURCH DIE ARBEITSAUFGABE

	Ja	eher ja	eher nein	nein
10) Muß immer wieder die gleiche (einförmige) Arbeit gemacht werden?	☒	☐	☐	☐
11) Verlangt diese Arbeit nur sehr einfache Entscheidungen, bei denen praktisch nicht überlegt werden muß?	☒	☐	☐	☐
12) Ist bei dieser Arbeit alles vorgegeben, so daß man praktisch nichts selbst entscheiden kann?	☒	☐	☐	☐

STRESS DURCH DIE ARBEITSORGANISATION

	Ja	eher ja	eher nein	nein
13) Muß häufig oder ständig unter Zeitdruck gearbeitet werden?	X			
14) Muß an diesem Arbeitsplatz mit schlechtem Werkzeug und/oder Material gearbeitet werden?				X
15) Gibt es häufig Probleme in der Zusammenarbeit (Probleme mit dem Materialnachschub usw.)?	X			
16) Sind besondere Maßnahmen erforderlich, um zwischendurch den Arbeitsplatz verlassen zu können (z.B. Springer organisieren)?		X		

STRESS DURCH ARBEITSUMGEBUNGSBEDINGUNGEN

	Ja	eher ja	eher nein	nein
17) Gibt es Belastungen durch Arbeitsumgebungsbedingungen (Lärm, Hitze, Schmutz usw.)?	X			

Wenn ja, durch welche ..Lärm..........
.Metallstaub...
....

STRESS DURCH SOZIALE BEDINGUNGEN

	Ja	eher ja	eher nein	nein
18) Gibt es Probleme/Schwierigkeiten zwischen Arbeitskollegen/-kolleginnen?			X	
19) Gibt es Probleme /Schwierigkeiten mit Vorgesetzten?			X	
20) Muß an isolierten Arbeitsplätzen gearbeitet werden? (auch Arbeitsplätze, bei denen man sich aufgrund von Lärm, Sichtverhältnissen usw. nicht verständigen kann)	X			

STRESS DURCH BETRIEBLICHE RAHMENBEDINGUNGEN

	Ja	eher ja	eher nein	nein
21) Sind die Arbeitsplätze in dieser Abteilung/diesem Bereich aktuell bedroht?				X
22) Sind die Einflußmöglichkeiten auf betriebliche Entscheidungen sehr gering?	X			

Nach dem Ausfüllen der Liste geht man diese noch einmal durch. Die "Ja-" und "Eher Ja-" Antworten verweisen auf die entsprechenden Belastungen und daß etwas getan werden muß.

■ INFORMATIONSMATERIALIEN NUTZEN

Für viele spezielle Probleme gibt es bei den verschiedenen Gewerkschaften inzwischen Informationsmaterialien, die einem helfen, sich mit der Materie selbst vertraut zu machen. Am besten wendet man sich dazu an die zuständige Verwaltungsstelle seiner Gewerkschaft.

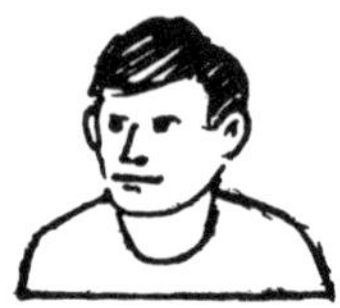

FALLBEISPIEL

Nachdem Lothar Last und die anderen Mitglieder des Betriebrats zusammen mit den betroffenen Kollegen die Prüfliste ausgefüllt und bei der zuständigen Verwaltungsstelle der Gewerkschaft Informationsmaterial angefordert und es durchgeforstet haben, ergibt sich folgendes Bild über die Belastungen an den CNC-Drehmaschinen:

Geringer Handlungsspielraum und die Arbeitskomplexität:
An der konventionellen Maschine mußte Lothar Last über Werkzeug, Drehzahl, Arbeitsschritte usw. selbst entscheiden. Er mußte planen, in welcher Reihenfolge er einzelne Arbeitsschritte ausführte. Die meisten dieser Entscheidungen fallen an den CNC-Maschinen weg. Sie sind alle durch das Programm festgelegt. Dadurch, daß mit der Einführung von CNC-Maschinen häufig Arbeiten wie Programmieren, Einrichten, Bearbeiten arbeitsorganisatorisch getrennt sind, hat Lothar Last keinen Einfluß auf das Programm.

Unterforderung:
An der alten Drehmaschine mußte Lothar Last einrichten, ein- und ausspannen, überwachen, einstellen, reparieren, also eine vielseitige Tätigkeit ausüben. Jetzt beschränkt sich die Tätigkeit auf das Ein- und Ausspannen, Überwachen und auf das Bedienen einiger Knöpfe, wenn ein Signal erscheint.

Zeitzwänge, starke Abhängigkeit von der Maschine:
An der alten Maschine konnte Lothar Last sich in Grenzen seinen Arbeitsrhythmus selber wählen. Jetzt ist alles genau vorprogrammiert. Er ist an den Takt der CNC-Maschine gebunden.

Konzentration und Zeitdruck:
Lothar Last muß an den CNC-Maschinen ständig den Arbeitsablauf beobachten und sich dabei ununterbrochen konzentrieren. Da CNC-Maschinen ständig mit großer Geschwindigkeit laufen - wenn erst einmal alles eingespielt ist, sollen sie in Lothar Lasts Fall gegenüber den herkömmlichen Drehmaschinen eine Einsparung der Fertigungszeit bis zu 85 Prozent ermöglichen - ist eine plötzliche Reaktion bei Störungen notwendig, um größere Schäden zu vermeiden. Lothar Last muß deshalb ständig in Reichweite seiner Maschine bleiben, kann den Arbeitsplatz nicht verlassen und auch nie abschalten.

Soziale Isolation:
Da es durch die vielen Maschinen in der Halle laut ist, die Kollegen räumlich weit getrennt sind und sie ihre Maschinen immer im Auge behalten müssen, können sie ihren Arbeitsplatz nicht verlassen. Es gibt fast keine Möglichkeit mehr, anderen Kollegen mal zur Hand zu gehen oder mit ihnen zu sprechen. Auch der durch die Arbeit bedingte Kontakt unter den Kollegen hat sich verringert: Während man früher ständig bei der Werkzeugausgabe, Fertigungskontrolle, den Transportarbeiten mit Kollegen zu tun hatte, beschränkt sich jetzt der Kontakt auf den Einrichter.

■ FACHLEUTE HINZUZIEHEN

Es gibt eine ganze Reihe von Fachleuten, an die sich ein Betriebs- oder Personalrat in einem solchen Fall wenden kann. So kann er sich als erstes an den Betriebsarzt oder an die Fachkräfte für Arbeitssicherheit wenden. Diese sind nach § 9 Abs. 2 des Arbeitssicherheitsgesetzes dazu verpflichtet, den Betriebsrat umfassend über Fragen des Arbeitsschutzes, der Unfallverhütung und insbesondere auch der Gesundheitsbelastungen an bestimmten Arbeitsplätzen zu informieren.

Sind die Auskünfte des Betriebsarztes oder der Fachkräfte für Arbeitssicherheit nicht zufriedenstellend, dann kann der Betriebs- oder Personalrat nach näherer Vereinbarung mit dem Arbeitgeber gemäß § 80 Abs. 3 Betriebsverfassungsgesetz einen außerbetrieblichen Sachverständigen hinzuziehen. Das können z.B. Arbeitsmediziner, Arbeitspsychologen oder Arbeits- oder Sicherheitsingenieure sein. An wen man sich da genau wenden sollte, erfährt man am besten auch über die Verwaltungsstelle seiner Gewerkschaft.

Schließlich kann auch die Einschaltung der Berufsgenossenschaften und der Gewerbeaufsichtsämter des öfteren für Informationen recht nützlich sein. Auch sie sind dem Betriebsrat gegenüber zu Auskunft verpflichtet.

Der 2. Schritt: ZIELE FESTLEGEN UND FORDERUNGEN ENTWICKELN

■ ZIELE FESTLEGEN

Aus den vorherigen Kapiteln ist deutlich geworden, daß Streß und insbesondere auch psychische Belastungsfaktoren abgebaut werden müssen. Allgemeines Ziel der Veränderung von belastenden Arbeitsbedingungen ist deshalb die Gestaltung humaner menschengerechter Arbeit. Über diese allgemeine Marschrichtung muß sich der Betriebs- oder Personalrat erst einmal verständigen. Danach ist zu fragen: Welche konkreten Forderungen müssen an humane Arbeitsbedingungen gestellt werden? Durch welche Maßnahmen läßt sich dies erreichen?

FALLBEISPIEL

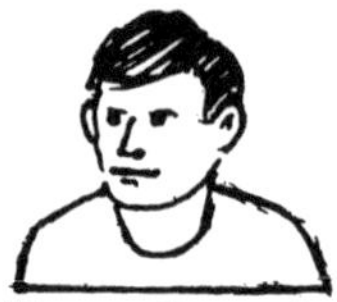

Eines steht für Lothar Last und seine Betriebsratskollegen fest: Sich vollkommen gegen die neuen Maschinen zu stellen ist unter den betrieblichen Rahmenbedingungen nicht möglich. Aber durch die erhebliche Verkürzung der Fertigungszeiten werden auch erheblich Kosten eingespart. Lothar Last und seine Kollegen sehen nicht ein, daß diese Rationalisierungsgewinne alle vom Unternehmer eingeheimst werden. Ein Teil davon muß auch den Kollegen zugute kommen, deren Arbeitsbedingungen betroffen sind! Die betroffenen Arbeitsplätze müssen so menschengerecht wie möglich gestaltet werden.

■ FORDERUNGEN ENTWICKELN/ MASSNAHMEN ÜBERLEGEN

Aufgrund der Prüfliste, der Informationen aus verschiedenen Materialien zu CNC-Maschinen und aus den Gesprächen mit den betroffenen Kollegen ergeben sich folgende Forderungen:

- **Keine Beschränkung des Handlungsspielraums durch Zerstückelung der Arbeit**
- **Erhalt der beruflichen Qualifikation durch Erhalt der Arbeitskomplexität und Variabilität**
- **Abbau von Zeitdruck**
- **Keine soziale Isolation**

Durch welche Maßnahmen können solche Forderungen erreicht werden? (2)

■ STRESSFAKTOREN AUSSCHALTEN

Am besten ist es natürlich, wenn sich Streßfaktoren ganz beseitigen lassen. Um Streßfaktoren auszuschalten, lassen sich zwei Gruppen von Maßnahmen unterscheiden:

1 Technisch-materielle Maßnahmen zum Abbau von Stressoren. Damit sind technische Umgestaltungen des Arbeitsplatzes, der Arbeitsumgebung oder der Arbeitsmittel gemeint, die die Stressoren beseitigen oder zumindest spürbar abmildern.

- Um die weitgehende Zerstückelung der Arbeit zu verhindern und die Arbeitskomplexität zu erhalten, müssen die CNC-Maschinen so ausgerüstet sein und muß die Arbeitsorganisation so geplant werden, daß die erforderlichen Arbeitsaufgaben (Programmieren, Einrichten, Bedienen, Kontrollieren) auch weiterhin von einem Facharbeiter durchgeführt werden können. Dies kann z.B. durch die sogenannte "Werkstattprogrammierung" erreicht werden. Das Programm wird dann nicht von einem Programmierer etwa aus der EDV-Abteilung oder Arbeitsvorbereitung erstellt und über einen Lochstreifen oder ähnliches in die Maschine eingegeben, sondern von dem Facharbeiter in der Werkstatt. Dies ist möglich, indem der Facharbeiter selbst programmieren lernt oder aber durch Verfahren, die das Programmieren der Maschine durch Handeingabe ermöglichen (im letzteren Fall werden die Operationen des Facharbeiters praktisch von einem Computer aufgezeichnet und in ein Programm umgesetzt).

- Durch zusätzliche Lärmschutzvorrichtungen sollen die Kommunikationsmöglichkeiten der Kollegen verbessert werden.

2 Arbeitsorganisatorische Maßnahmen zum Abbau von Stressoren. Damit ist gemeint, daß die Arbeit arbeitsorganisatorisch so umgestaltet wird, daß bestimmte Stressoren (z.B. geringe Arbeitskomplexität usw.) spürbar verringert werden.

- Als Maßnahme gegen Überforderung durch Zeitdruck soll in Zeitlohn oder akzeptablen Prämiensystemen gearbeitet werden. Akkordarbeit ist insofern nicht angebracht, als das Arbeitstempo und damit die Arbeitsleistung von der Maschine weitgehend festgelegt ist und vom Arbeitenden nur begrenzt beeinflußt werden kann.

- Der Personalstand soll so sein, daß keine Mehrmaschinenbedienung notwendig ist.

- Durch Beibehaltung verschiedener Arbeitsgänge - Programmieren, Einrichten und Bedienen werden von einem Facharbeiter ausgeführt - soll einerseits die ständige sture Konzentration auf die Maschine gemildert und andererseits dem Abbau von Arbeitsinhalten entgegengewirkt werden. Außerdem macht sie Kooperation mit anderen erforderlich und verbessert so die Kommunikationsmöglichkeiten.

- Die Nachtschicht soll abgebaut werden.

WERKSTATTPROGRAMMIERUNG

In einer wissenschaftlichen Untersuchung (3) über den Einsatz von CNC-Maschinen ist festgestellt worden, daß in 78 Prozent aller Fälle die Programmierarbeiten in der Arbeitsvorbereitung durchgeführt wurden. In 22 Prozent aller Fälle fand die Programmierung in der Werkstatt unmittelbar an der CNC-Maschine statt. Dies nennt man Werkstattprogrammierung. Dabei gab es zwei Unterformen:

- bei einem Drittel wurde das Programmieren, Einrichten, Optimieren und Kontrollieren von einem Einrichter, Vorarbeiter oder Meister durchgeführt, während dem Maschinenarbeiter nur das Bedienen blieb.
- Bei zwei Dritteln dieser Fälle wird Programmieren, Einrichten, Optimieren, Kontrollieren und Bedienen von einem Maschinenarbeiter übernommen. Das sind absolut gesehen 15 Prozent aller Fälle.

Aus arbeitswissenschaftlicher Sicht ist letzteres die beste Lösung des Problems, weil hier die Arbeitsinhalte weitgehend erhalten bleiben. Durch das Programmieren sind sogar noch zusätzlich Qualifikationen erforderlich. Damit kann das Lohnniveau erhalten werden. Außerdem kann die Monotonie und der Zeitdruck, die bei reinen Bedientätigkeiten an den CNC-Maschinen entstehen, verringert werden.

■ VERRINGERUNG DER STRESSWIRKUNG DURCH QUALIFIZIERUNGSMASSNAHMEN

Im Kapitel 2 haben wir gezeigt, daß ein wesentliches Merkmal von Streß ein Ungleichgewicht von (Arbeits-)anforderungen und Leistungsvoraussetzungen des Arbeitenden ist. Im Fall der qualitativen Überforderung - Streß entsteht, weil die Arbeit zu kompliziert ist - kann man das Ungleichgewicht dadurch ins Lot bringen, daß man durch Qualifizierungsmaßnahmen die Leistungsvoraussetzungen des Arbeitenden erhöht.

Es kann aber auch der Fall auftreten, daß man bei Abbau von qualitativen Unterforderungen Arbeitskomplexität, Variabilität und Handlungsspielräume erhöht. Als Gegenargument ist dann zu hören, die Betroffenen wären dazu nicht qualifiziert. Auch in diesem Fall ist die Forderung nach Qualifizierung der Kolleginnen und Kollegen wichtig.

Um die Qualifikation in der Abteilung zu erhalten und nicht noch eine zusätzliche Hierarchie zwischen Einrichtern, Programmierern, Maschinenbedienern mit und ohne Programmierkenntnissen zu erzeugen, fordern Lothar Last und seine Betriebsratskollegen:

- Keine Dequalifizierung zu ungelernten Maschinenbedienern. Nur Facharbeiter sollen an den CNC-Maschinen arbeiten.
- Facharbeiter sollen eine Zusatzausbildung in Programmieren erhalten.

Generell gilt: Bei jeder Veränderung von Arbeitsmaßnahmen muß geprüft werden, ob geeignete Anlern- oder Qualifizierungsmaßnahmen notwendig sind!

■ VERRINGERUNG DER EINWIRKUNGSDAUER VON STRESSOREN

Gelingt es nicht, Stressoren vollständig zu beseitigen, kann man versuchen, die Einwirkungsdauer der Stressoren zu verringern, um dadurch die gesundheitsschädigenden Wirkungen der Stressoren zu mindern. Hierunter fallen einerseits generelle Arbeitszeitverkürzungen. Zum anderen kann durch verbesserte Pausenregelungen bzw. Erholzeiten die Dauer und Wirkung von Stressoren verringert werden. Schließlich - falls die Stressoren nicht beseitigt werden können - kann auch Arbeitsplatzwechsel ("job rotation") die Dauer der Streßeinwirkung für den einzelnen Arbeiter verringern.

Um die Einwirkungszeit der Belastungen zu verringern, stellen Lothar Last und seine Kollegen folgende Forderungen auf:

- Ausreichende Pausen; bei Stückzeiten unter vier Minuten erhalten die an den CNC-Maschinen Beschäftigten eine bezahlte Mindesterholzeit von 6 Minuten pro Stunde.
- Die maximale Arbeitszeit an den neuen Maschinen soll sechs Stunden betragen. Die restliche Zeit muß für andere Tätigkeiten vorbehalten bleiben wie Programmierung, Einrichtung, Wartung und Weiterbildung.

■ PERSÖNLICHE (KÖRPER-)SCHUTZMITTEL FORDERN

Gelingt es durch die bereits genannten Forderungen nicht, die Stressoren zu beseitigen, weil technische oder arbeitsorganisatorische Veränderungen sowie Forderungen nach Qualifikationsmaßnahmen nicht möglich sind, sollte auf jeden Fall das Tragen persönlicher (Körper-)schutzmittel wie Gehörschutz, Masken usw. gefordert werden.

EIGNUNGSAUSLESE: WER IST IMMUN GEGEN STRESS?

Natürlich könnte man auch versuchen, durch geeignete Ausleseverfahren solche Personen auszuwählen, die gegen Streß besonders unempfindlich oder gar immun sind. Dahinter steht die Vorstellung, daß manche Personen von Natur aus die Eigenschaft mitbringen, gegen Arbeitsbelastungen besonders widerstandsfähig zu sein. Zum Beispiel wurde lange Zeit behauptet, Frauen würden monotone Arbeitsbedingungen wenig ausmachen, sie seien dafür besonders geeignet bzw. besonders widerstandsfähig ("streßresistent"). Auch wenn hier überhaupt nichts Wahres dran ist, hält sich dieses Gerücht immer noch in den Betrieben und zum Teil auch in der Wissenschaft. Der richtige Grundsatz, daß persönliche Leistungsvoraussetzungen und Arbeitsbedingungen im Gleichgewicht sein müssen, wird unter dem Blickwinkel "Eignungsauslese" zu einem Problem der "passenden" Person gemacht. Langfristig führt eine solche Unternehmerstrategie zur sogenannten "olympiareifen Belegschaft".
Die andere Seite, nämlich die Arbeitsgestaltung gerät dabei völlig aus dem Blickfeld.

Natürlich muß jeder Mindestvoraussetzungen mitbringen, die von Arbeitsplatz zu Arbeitsplatz verschieden sind. In der Regel hat man diese Mindestvoraussetzungen durch seine Berufsausbildung erworben. Und wenn nicht, dann muß erst einmal die Berufsausbilbildung verbessert werden. Man darf dabei nicht vergessen, daß man durch anspruchsvolle Arbeit ständig dazulernen kann und so seine Qualifikation verbessert.

Bezogen auf Arbeitsbelastungen kann man sagen: Es gibt zwar Unterschiede zwischen Personen bei der Bewältigung von Streß. Der eine hält mehr aus, der andere weniger. Aber: Immun gegen Streß ist keiner! In manchen Fällen lassen sich bestimmte Belastungen nicht abbauen, weil der Produktionsprozeß sie erfordert. So ist vor allem in der chemischen Industrie Nachtarbeit manchmal notwendig, weil sich chemische Prozesse nicht einfach abschalten lassen. Oder im Krankenhaus ist die medizinische Versorgung auch nachts erforderlich. In diesem Fall sollte man gesondert prüfen, ob Personen für Nachtarbeit tauglich sind. Generell aber sollte die Auslese "geeigneter" Personen immer die "letzte Wahl" bleiben.

■ FORDERUNGEN GEMEINSAM MIT KOLLEGINNEN UND KOLLEGEN AUFSTELLEN UND DISKUTIEREN

Manchmal kommt es vor, daß die Betroffenen sich schon richtig an den Streß "gewöhnt" haben. Sie merken z.B. den Lärm oder den Zeitdruck schon gar nicht mehr. Man muß dann als Betriebs- oder Personalrat die Betroffenen mit "der Nase daraufstoßen". Normalerweise aber wissen die Betroffenen über die Belastungen an ihrem Arbeitsplatz genau Bescheid. Jeder ist in gewisser Weise Experte für seinen Arbeitsplatz. Die meisten Kolleginnen und Kollegen wissen sehr genau, wo an ihrem Arbeitsplatz der Wurm drin ist. Auf dieses Wissen sollte man als Betriebs- oder Personalrat auf keinen Fall verzichten.

Für den Betriebs- oder Personalrat gibt es auch die Möglichkeit, mit einzelnen Kolleginnen und Kollegen über ihre Belastungen zu reden. Dieses Gespräch kann während der bezahlten Arbeitszeit liegen (§ 39 Abs. 1 und 3 BetrVG).

Manchmal kann man die Erfahrung machen, daß sich einzelne Kolleginnen und Kollegen gegen Veränderungen an ihrem Arbeitsplatz wehren, obwohl auch sie ihren Arbeitsplatz als schlecht bewerten. Häufig liegt das daran, daß die Kolleginnen oder Kollegen Angst haben, nach einer Umstellung die neuen Anforderungen nicht mehr zu schaffen (und dadurch noch mehr "gestreßt" zu sein) oder aber nicht mehr den gleichen Lohn zu bekommen. Deshalb muß von vornherein bedacht werden, daß bei jeder Veränderung der Arbeitsbedingungen der Lohn gesichert bleibt und ausreichende Möglichkeiten zur Qualifizierung vorhanden sind.

Der 3. Schritt: ARGUMENTE ÜBERLEGEN UND FORDERUNGEN BEGRÜNDEN

Wenn man sich mit den Kolleginnen und Kollegen über die Forderungen einig geworden ist, dann muß man in einem nächsten Schritt die Forderungen auch begründen.

■ AUSWIRKUNGEN AUF DIE BETROFFENEN DARSTELLEN: ERGEBNISSE DER PRÜFLISTE

Im Vordergrund stehen natürlich die Argumente, die die negativen Auswirkungen von Belastungen auf die Kolleginnen und Kollegen belegen. Erste Argumente für die aufgestellten Forderungen sind die Ergebnisse der Prüfliste. Mit dieser Liste werden ja eine ganze Reihe von auftretenden Problemen erfaßt, und es kann gezeigt werden, welche Belastungen an den einzelnen Arbeitsplätzen auftreten. Gleichzeitig wissen wir, welche gesundheitlichen Folgen bestimmte Belastungen haben (vgl. Kapitel 3 und 4). Natürlich ist die Prüfliste keine streng wissenschaftliche Untersuchung. Nicht streng wissenschaftlich heißt aber nicht: Alles falsch! Sondern: Wenn die Ergebnisse der Prüfliste vom Arbeitgeber nicht akzeptiert werden - dies muß er erst einmal begründen, die Gegenargumente in Kapitel 5 genügen dazu jedenfalls nicht! - kann eine der ersten Forderungen die Hinzuziehung von Experten sein. Darauf hat der Betriebsrat oder Personalrat im begründeten Fall einen Anspruch (§80 Abs. 3 BetrVG).

■ ARBEITSWISSENSCHAFTICHE ARGUMENTE

In den vorangegangenen Kapiteln haben wir eine Reihe von Untersuchungen genannt, in denen die Auswirkungen von Stressoren auf die psychische und körperliche Gesundheit untersucht wurde. Diese Untersuchungen sind weitere Argumente für den Abbau von Belastungen.

■ RECHTLICHE ARGUMENTE

Rechtliche Argumente sind diejenigen Gesetze oder Richtlinien, die die Forderungen des Betriebs- oder Personalrats unterstützen, mit denen aber die Durchsetzung der Forderungen nicht erzwungen werden kann (denn das wäre dann ein Durchsetzungsmittel).

Um Arbeitsplätze menschengerecht zu gestalten und dabei gesicherte arbeitswissenschaftliche Erkenntnisse zu berücksichtigen, wurden bei der Novellierung des Betriebsverfassungsgesetzes (BetrVG) im Jahre 1972 mit den §§ 90 und 91 erstmals Bestimmungen aufgenommen, die sich auf die Anwendung arbeitswissenschaftlicher Forschungsergebnisse in der betrieblichen Praxis beziehen.

§ 90 beinhaltet das an den Arbeitgeber gerichtete Gebot, bei der Ausgestaltung von Arbeitsbedingungen die gesicherten arbeitswissenschaftlichen Erkenntnisse zu berücksichtigen. Allerdings ist dies kein Mitbestimmungsparagraph. Das bedeutet, der Arbeitgeber ist lediglich gehalten, die arbeitswissenschaftlichen Erkenntnisse zu berücksichtigen. Er kann es aber auch bleiben lassen.

Einerseits einschränkender, andererseits aber auch weitgehender ist dagegen § 91: Er beinhaltet ein korrigierendes Mitbestimmungsrecht des Betriebsrates. Dies kommt dann zum Zug, wenn der Arbeitgeber die gesicherten arbeitswissenschaftlichen Ergebnisse nicht hinreichend berücksichtigt hat, und die Arbeitnehmer dadurch in besonderer Weise belastet sind. Unter diesen Voraussetzungen kann der Betriebsrat angemessene Maßnahmen zur Abhilfe, Milderung oder zum Ausgleich verlangen. Die Durchsetzung dieses Mitbestimmungsrechtes ist insofern erzwingbar, als bei Nichteinigung mit dem Arbeitgeber die paritätisch besetzte Einigungsstelle (§ 76) angerufen werden kann. Das Ergebnis der Einigungsstelle ist für beide Seiten rechtlich verbindlich.

Was wir schon zu Anfang dieses Buches festgestellt haben, müssen wir hier noch einmal betonen: Es ist nicht einfach, mit Hilfe der §§ 90 und 91 Arbeitsplätze menschengerecht zu gestalten. Diese Vorschriften zeichnen sich nämlich nach übereinstimmenden Forschungsergebnissen dadurch aus, daß sie in der betrieblichen Praxis so gut wie nicht angewendet werden (4).

§ 80 Abs.1 Nr.1 beinhaltet eine allgemeine Überwachungspflicht des Betriebsrates und umfaßt alle öffentlich-rechtlichen Regelungen zum Arbeitsschutz.

§ 87 Abs.1 Nr.6 beinhaltet ein Mitbestimmungsrecht des Betriebsrates, wenn technische Einrichtungen dazu geeignet sind, das Verhalten oder die Leistungen der Arbeitnehmer am Arbeitsplatz zu überwachen. Ziel ist es, eine mißbräuchliche Überwachung der Beschäftigten durch technische Kontrolleinrichtungen zu verhindern.

Der gesamte Bereich des Unfall- und Gesundheitsschutzes unterliegt nach § 87 Abs.1 Nr.7 BetrVG dem vollen Mitbestimmungsrecht des Betriebsrates. Allerdings sind nur solche Arbeitsbedingungen mitbestimmungspflichtig, zu deren Ausgestaltung gesetzliche Rahmenvorschriften im Arbeitsschutzrecht vorliegen und soweit diese Rahmenrichtlinien noch einen Ermessensspielraum für den Arbeitgeber lassen. Solche Rahmenvorschriften, die von Bedeutung sind, wenn man Belastungen am Arbeitsplatz abbauen will, sind z.B. Vorschriften in den §§ 120a Gewerbeordnung bzw. § 62 Handelsgesetzbuch, § 3 Arbeitsstättenverordnung oder § 1 der Unfallverhütungsvorschriften.

Schließlich ergänzt § 89 den § 80 Abs.1, indem er noch einmal ausdrücklich den Überwachungsauftrag des Betriebsrates hervorhebt.

(Der Übersichtlichkeit halber haben wir uns hier nur auf das Betriebsverfassungsgesetz bezogen. Im Personalvertretungsgesetz gelten zum Teil, wie die Tabelle zeigt, ähnliche Regelungen.)

RECHTLICHE MÖGLICHKEITEN FÜR DEN ABBAU VON STRESS AM ARBEITSPLATZ

<table>
<tr><th>BETRIEBSVERFASSUNGSGESETZ</th><th>PERSONALVERTRETUNGSGESTZ</th></tr>
<tr><td>§ 90
Informations- und Beratungsrecht über Planung von Bauten technischen Anlagen, Arbeitsverfahren, Arbeitsmethoden und Arbeitsplätzen</td><td>§ 78
Anhörung bei der Planung von Neu-, Um- und Erweiterungsbauten, bei grundlegenden Änderungen von Arbeitsverfahren und Arbeitsabläufen</td></tr>
<tr><td>§ 90 Satz 2
Berücksichtigung der gesicherten arbeitswissenschaftlichen Erkenntnisse über die menschengerechte Gestaltung der Arbeit</td><td>keine entsprechende Vorschrift</td></tr>
<tr><td>§ 91
Korrigierendes Mitbestimmungsrecht bei der Änderung der Arbeitsplätze, des Arbeitsablaufs und der Arbeitsumgebung, die den gesicherten arbeitswissenschaftlichen Erkenntnissen über die menschengerechte Gestaltung der Arbeit offenkundig widersprechen und die die Arbeitnehmer besonders belasten</td><td>§ 75 Abs. 3 Nr.16
Mitbestimmung bei der Gestaltung von Arbeitsplätzen

§ 76 Abs. 3 Nr. 5
Mitbestimmung bei Maßnahmen zur Hebung der Arbeitsleistung und Erleichterung des Arbeitsablaufs</td></tr>
<tr><td>§ 80 Abs. 1 Nr. 1
Überwachung aller zugunsten der Arbeitnehmer bestehenden Bestimmungen, z.B. gesetzlicher Arbeitsschutz, Tarifverträge, Betriebsvereinbarungen</td><td>§ 68 Abs. 1 Nr. 1
Überwachung aller zugunsten der Arbeitnehmer geltenden Gesetze, z.B. gesetzlicher Arbeitsschutz etc.</td></tr>
<tr><td>§ 87 Abs. 1 Nr. 6</td><td>§ 75 Abs. 3 Nr. 17</td></tr>
<tr><td colspan="2">Mitbestimmung bei der Einführung und Anwendung von technischen Einrichtungen, die dazu bestimmt sind, das Verhalten und die Leistung der Arbeitnehmer zu überwachen</td></tr>
<tr><td>§ 87 Abs. 1 Nr. 7
Mitbestimmung bei Regelungen über die Verhütung von Arbeitsunfällen und Berufskrankheiten sowie über den Gesundheitsschutz</td><td>§ 75 Abs. 3 Nr. 11
Mitbestimmung bei Maßnahmen zur Verhütung von Dienst- und Arbeitsunfällen und sonstigen Gesundheitsschädigungen</td></tr>
<tr><td>§ 89</td><td>§ 81</td></tr>
<tr><td colspan="2">Beteiligungsrechte bei der Bekämpfung von Unfall- und Gesundheitsgefahren; z.B. Zusammenarbeit mit Gewerbeaufsichtsamt und Berufsgenossenschaft</td></tr>
</table>

■ GEGENARGUMENTE DES ARBEITGEBERS ÜBERLEGEN UND ENTKRÄFTEN

Mit diesen Gegenargumenten haben wir uns im 4. Kapitel auseinandergesetzt. Viele Betriebs- und Personalräte, kennen die Argumente, die "ihre" Arbeitgeber in bestimmten Situationen bringen, sehr genau.

Auch Lothar Last und seine Betriebsratskollegen kennen die Argumente ihrer Unternehmensleitung zum Thema CNC-Maschinen:

■ Man müsse erst einmal abwarten, wie die neuen Maschinen sich in der Praxis bewähren. Erst dann könne man sagen, ob noch der eine oder andere Mann mehr an den Maschinen eingesetzt werden muß.

■ Daß die Arbeit an diesen Maschinen krank mache, könne ja wohl niemand beweisen.

■ Die Beschäftigten seien selber für ihren Gesundheitszustand verantwortlich. Weniger rauchen, trinken und eine gesundheitsbewußte Lebensführung seien die besten Mittel gegen Streß.

■ Eine Befragung, wie sie der Betriebsrat durchgeführt hätte, beweise schon gar nichts. Die Arbeiter würden ihre Belastungen nur übertreiben oder ganz falsche Angaben machen.

■ Im übrigen müsse man auch sehen, daß durch die CNC-Maschinen auch körperliche Belastung abgebaut werde...

Lothar Last und seine Betriebsratskollegen können nun mit Argumenten ihre Forderungen belegen:

■ Aus der Prüfliste und den Gesprächen mit den Kollegen ist deutlich geworden, welche Belastungen an den CNC-Maschinen besonders häufig auftreten: verringerter Handlungs- und Entscheidungsspielraum, sowie verringerte Arbeitskomplexität und Variabilität, Zeitzwänge, Zeitdruck, soziale Isolation, Lärm und Staub. Grund genug, an den Arbeitsplätzen einiges zu verändern!

■ Mit verschiedenen Informationsmaterialien und Untersuchungen können sie die gesundheitsgefährdende Wirkung der Belastungen belegen.

■ Auch rechtlich können sie ihre Forderungen absichern: §§ 80 und 89 sichern ihnen Beteiligungsrechte bei der Bekämpfung von Gesundheitsgefahren zu, § 91 beinhaltet ein korrigierendes Mitbestimmungsrecht, da arbeitswissenschaftliche Erkenntnisse bei der Einführung der CNC-Maschinen nicht berücksichtigt wurden.

Der 4. Schritt: FORDERUNGEN DURCHSETZEN

Hat sich der Betriebsrat so sachkundig wie möglich gemacht, stehen die Forderungen im einzelnen fest, sind Argumente und Gegenargumente erarbeitet, dann kommt der schwierigste Teil: Nun geht es darum, die Forderungen nach Abbau von Arbeitsbelastungen im Betrieb auch durchzusetzen. Wie wir zu Anfang dieses Kapitels festgestellt haben, sind zwar auch die Arbeitgeber daran interessiert, daß die Belegschaft möglichst gesund ist und daran, daß die Arbeitsbedingungen in Ordnung sind. Allerdings immer unter einer Voraussetzung: Es darf sie (fast) nichts kosten. Das aber ist der springende Punkt. Die meisten Forderungen nach Belastungsabbau sind mit Kosten verbunden, seien es Forderungen nach technischen Schutzvorrichtungen, arbeitsorganisatorische Forderungen wie Erhöhung des Personalstands zum Abbau von Zeitdruck oder Forderungen nach Qualifizierungsmaßnahmen, die schließlich zu Höhergruppierungen führen. Weil gesundheitliche Maßnahmen im Betrieb etwas kosten, treffen bei Verhandlungen von Arbeitgebern und Arbeitnehmern gegensätzliche Interessen aufeinander. Den Arbeitgebern geht es in erster Linie um effektive Produktion und Gewinnerhöhung. Die Arbeitnehmer dagegen müssen zuerst daran interessiert sein, ihre Arbeitskraft und damit ihre Gesundheit zu erhalten. Das heißt, Arbeitgeber und Arbeitnehmer betrachten das Problem "menschengerechte Arbeitsgestaltung" mit völlig anderen Augen. Der Arbeitgeber fragt: Was kostet das? Die Arbeitnehmer fragen: Was bringt uns das für unsere Gesundheit? Aus diesem Grund ist es so, daß Argumente, die den Betriebs- und Personalräten völlig einleuchtend und überzeugend erscheinen, beim Arbeitgeber auf taube Ohren stoßen. Selbst bei den besten Argumenten muß man deswegen mit Widerstand rechnen und man muß sich deswegen genau überlegen, wie man seine Forderungen durchsetzen kann.

■ DURCHSETZUNGSMÖGLICHKEITEN ÜBERLEGEN

Betroffene einbeziehen und innerbetriebliche Mobilisierungsmöglichkeiten nutzen:

Ein wichtiges Mittel, den Forderungen von Betriebs- und Personalräten Nachdruck zu verleihen, ist natürlich die Unterstützung durch die Kolleginnen und Kollegen. Heimlicher oder offener Widerstand, Unzufriedenheit, Unruhe oder "Dienst nach Vorschrift" sind für den Arbeitgeber natürlich auch ein "Kostenfaktor", den er möglichst klein halten will. Deshalb ist es wichtig, daß die Kolleginnen und Kollegen hinter den Forderungen der Betriebs- oder Personalräte stehen und zwar nicht nur die unmittelbar Betroffenen, sondern alle! Andernfalls könnte es leicht passieren, daß die Belegschaft untereinander gespalten wird, eine beliebte "Arbeitgeberstrategie". Jetzt macht sich bezahlt, daß von Anfang an alle Forderungen mit der Belegschaft diskutiert worden sind.

Öffentlichkeitsarbeit treiben

Manchmal ist nicht nur die Mobilisierung der Kolleginnen und Kollegen und Öffentlichkeitsarbeit im Betrieb, sondern auch die Öffentlichkeitsarbeit außerhalb des Betriebes sehr wirkungsvoll. Artikel in der Lokalzeitung, Flugblätter oder Veranstaltungen können manche Arbeitgeber empfindlich treffen, weil sie um ihren "guten Ruf" fürchten. Welcher Unternehmer hat es schon gerne, wenn öffentlich bekannt wird, daß Krankenstand und Fluktuation in seinem Betrieb besonders hoch sind.

Rechtliche Möglichkeiten ausschöpfen

Bei der Besprechung der rechtlichen Argumente haben wir schon gesehen: Die rechtlichen Möglichkeiten für die Arbeitnehmer bei der Arbeitsgestaltung reichen nicht soweit, daß sich in der Praxis mit Berufung auf entsprechende Paragraphen Forderungen nach menschengerechter Arbeitsgestaltung leicht durchsetzen ließen. Andererseits aber sind die Mitbestimmungsmöglichkeiten im sozialen Bereich schon stärker. So kann man z.B. die Zustimmung des Betriebsrates bei Überstunden in der Verhandlung als Druckmittel einsetzen.

■ VERHANDELN MIT DER UNTERNEHMENSLEITUNG

Erfahrene Betriebs- und Personalräte wissen: Der beste Weg für eine erfolgreiche Verhandlung mit dem Arbeitgeber ist eine gute Vorbereitung. Deshalb ist es so wichtig, sich genau sachkundig zu machen, die Forderungen genau festzulegen, sie gut zu begründen, sich auf Gegenargumente der Geschäftsleitung einzustellen und vor allem, sich Durchsetzungsmöglichkeiten zu überlegen. Für die Verhandlung sollte man auch eine genaue Vorgehensweise planen: Wer trägt die Forderungen vor? Wer die rechtlichen Aspekte? Wer hat die Ergebnisse der Prüfliste parat? Wer hat sich mit arbeitswissenschaftlichen Untersuchungen beschäftigt? Es ist immer besser, für eine Verhandlung "glasklare Forderungen" zu haben als zu sagen: "Erst mal den Arbeitgeber kommen lassen!" Möglicherweise macht dieser ein unklares Angebot, daß einige gut und einige schlecht finden und schon ist man als Betriebs- oder Personalrat in einer schwierigen Situation.

■ VERHANDLUNGSERGEBNISSE MIT DEN BETROFFENEN BESPRECHEN UND WEITERE SCHRITTE ÜBERLEGEN

In der Regel kann man in einer Verhandlung nicht alle seine Forderungen durchsetzen. Meistens kommt es zu einen "Kompromiß". Von den Verhandlungsergebnissen sollten die Betroffenen sofort kurz und ohne Umschweife informiert werden. Die Betriebsräte sollten dabei nichts beschönigen, wenn etwas nicht so gut gelaufen ist. Denn: Wenn die Forderungen nicht durchgesetzt werden konnten, liegt das daran, daß der Arbeitgeber andere Interessen verfolgt und nicht etwa daran, daß der Betriebs- oder Personalrat "schlecht" verhandelt. Weil manchmal nur sehr wenig durchgesetzt werden kann, heißt das: Nicht die Flinte ins Korn werfen, sondern mit den Kolleginnen und Kollegen weitere Schritte planen! Die Schaffung menschengerechter Arbeitsplätze ergibt sich nicht von alleine. Sie geht auch nicht von heute auf morgen. Die Schaffung menschengerechter Arbeitsplätze wird nur dann erreicht, wenn sich die Betroffenen dafür einsetzen und einen langen Atem haben.

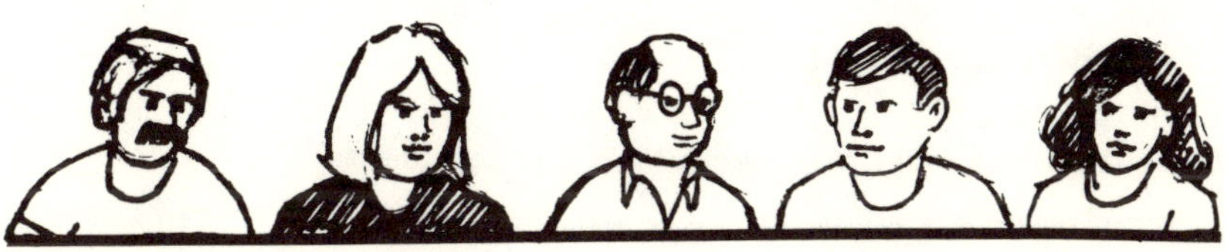

Der Verein Arbeit, Bildung und Forschung e.V., mit dessen Kooperation dieses Buch entstanden ist, führt seit Jahren Seminare zur Verhandlungsführung für verschiedene DGB-Gewerkschaften durch. Vgl. dazu auch das im Bund-Verlag erschienene Buch "Erfolgreich Verhandeln" von W. Fricke.

WAS MAN GEGEN STRESS TUN KANN: HANDLUNGSMÖGLICHKEITEN IM BETRIEB

1. SICH SACHKUNDIG MACHEN

- Prüfliste anwenden und Betroffene befragen
- Informationsmaterialien nutzen
- Fachleute hinzuziehen

2. ZIELE FESTLEGEN UND FORDERUNGEN ENTWICKELN

- Ziele festlegen
- Forderungen entwickeln, Maßnahmen überlegen
- Streßfaktoren ausschalten
- Streßwirkung durch Qualifizierungsmaßnahmen verringern
- Einwirkungsdauer von Stressoren verringern
- Persönliche (Körper-)Schutzmittel fordern
- Forderungen mit Kolleginnen/Kollegen diskutieren

3. ARGUMENTE ÜBERLEGEN UND FORDERUNGEN BEGRÜNDEN

- Auswirkungen auf die Betroffenen darstellen: Ergebnisse der Prüfliste
- Arbeitswissenschaftliche Argumente überlegen
- Rechtliche Argumente überlegen
- Gegenargumente des Arbeitgebers überlegen und entkräften

4. FORDERUNGEN DURCHSETZEN

- Durchsetzungsmöglichkeiten überlegen
- Verhandeln mit der Unternehmensleitung
- Verhandlungsergebnisse mit den Betroffenen diskutieren und mit Kolleginnen und Kollegen weitere Schritte besprechen

ANMERKUNGEN

Auf den folgenden Seiten findet man die Anmerkungen und die dazugehörige Literaturliste. Die Zahlen bei den Anmerkungen entsprechen den Zahlen in Klammern in den einzelnen Kapiteln. Bei den Anmerkungen sind als Quellenliteratur in der Regel der Name des oder der Autoren sowie das Erscheinungsjahr in Klammern genannt. Den Gesamttitel einer Literatur findet man dann unter dem Autor im Literaturverzeichnis.

KAPITEL 1

1) KITTNER (1985)
2) KONSTANTY (1980)
3) IG METALL (1979)
4) SCHIENSTOCK u.a. (1979)
5) FUNKE u.a. (1974)
6) BECKER & RUHLAND (1980)
7) Zu den rechtlichen Aspekten vgl. vor allem SCHARDT & ZACHERT (1982)
8) BIRKWALD & PORNSCHLEGEL (1976)

KAPITEL 2

1) Diese Position wird z.B. von der Belastungs-Beanspruchungsforschung (ROHMERT & RUTENFRANZ 1975; RUTENFRANZ 1981) und von der Forschung über kritische Lebensereignisse (DOHRENWEND & DOHRENWEND 1974) vertreten.
2) Der bekannteste Vertreter dieser Richtung ist SELYE (1981; 1983 u. v. a.)
3) Zu dieser Streßdefinition vgl. als Überblick SEMMER 1980; LAZARUS & LAUNIER 1981; NITSCH 1981b; UDRIS 1981; UDRIS 1982; GREIF 1983; SEMMER 1984; DUNCKEL 1985.

KAPITEL 3

1) BROCK u.a. (1980)
2) Frankfurter Rundschau vom 3.8.85.
3) PSYCHIATRIE ENQUETE (1975)
4) ZINTL-WIEGAND u.a. (1978)
5) BÖKER (1971), BIRBAUMER (1977)
6) HENKEL & ROEHR (1980)
7) Zu diesen und den folgenden Befindensbeinträchtigungen vgl. insbesondere MOHR (1986)
8) Aus RUMMEL u.a. (1983), S.19, verändert.
9) RUMMEL u.a. (1983)

10) BAMBERG & GREIF (1982)
11) Vgl. BAMBERG & GREIF (1982)

KAPITEL 4

1) HACKER (1978), SEMMER (1985), UDRIS (1981)
2) CAPLAN u.a. (1982)
3) HACKER & RICHTER (1980)
4) GARDELL (1978), GAUSSMANN & SCHMIDT (1980), JOHANSSON u.a. (1978), MARTIN u.a. (1980)
5) Vgl. z.B. CAPLAN u.a. (1982), MARGOLIS u.a. (1974), KARASEK (1979), KORNHAUSER (1965), MARSTEDT & SCHAHN (1977), WALL & CLEGG (1981), UDRIS (1981)
6) COBB (1978)
7) RUMMEL u.a. (1983)
8) Vgl. z.B. SCHULZ & HOEFERT (1981), UDRIS (1981)
9) GARDELL (1978)
10) SIEGRIST (1982)
11) BECKER & RUHLAND (1980)
12) RUMMEL u.a. (1983)
13) Vgl. auch ZIMMERMANN (1982b)
14) Vgl. auch ZIMMERMANN (1982b)
15) RUMMEL u.a. (1983)
16) Vgl. ZIMMERMANN (1982b)
17) BECKER & RUHLAND (1980)
18) Vgl. ZIMMERMANN (1982c)
19) Vgl. ZIMMERMANN (1982c)
20) RUMMEL u.a. (1983)
21) Vgl. ZIMMERMANN (1982c)
22) SCHÖNPFLUG & SCHULZ (1979)
23) SIEGRIST (1982)
24) RUMMEL u.a. (1983)
25) EULER (1977), SEMMER (1985)
26) ZAPF (i.Vorb.)
27) Vgl. z.B. HOUSE (1981), LAROCCO, u.a. (1980), UDRIS (1981, 1982b)
28) RUMMEL u.a. (1983)
29) HOUSE (1981), LAROCCO u.a. (1980), UDRIS (1981, 1982b), GREIF u.a. (1983)
30) RUMMEL u.a. (1983)
31) Vgl. z.B. FRESE & MOHR (1978), JAHODA u.a. (1982), KLEIBER (1985), WACKER (1981)
32) ZAPF (i. Vorb.)
33) COOPER & MARSHALL (1978)
34) ZAPF (1986)
35) PROSA (1981)
36) AUSSCHUSS ARBEITSMEDIZIN (1981)
37) PROSA (1981)
38) INFAS (1977)
39) PROSA (1981)
40) FRANKENHAEUSER (1981)
41) SIEGRIST (1982)
42) Vgl. z.B. FRESE (1977), OESTERREICH (1981), SELIGMAN (1979)
43) Vgl. z.B. CAPLAN u.a. (1982), FRENCH & CAPLAN (1972), MARGOLIS u.a. (1974)
44) Vgl. z.B. KIESER & KUBICEK (1977)
45) FREY & SPIELMANN (1983)

46) KOTTHOFF (1976, 1979a,b)
47) DUNCKEL (1985), VOLKHOLZ (1977)
48) DUNCKEL (1985)
49) SCHÖNPFLUG & SCHULZ (1979)

KAPITEL 5

1) CAPLAN u.a. (1982)
2) BAMBERG & GREIF (1982)
3) RUMMEL u.a. (1983)
4) GARDELL (1978)
5) GREIF u.a. (1983)
6) KARASEK u.a. (1981)
7) FRESE (1985), GREIF u.a. (1983)
8) GREIF u.a. (1983), SEMMER (1984)
9) GARDELL (1978)
10) KARASEK u.a. (1981)

KAPITEL 6

1) INNOVATIONSBERATUNGSSTELLE (1981)
2) Zu den hier aufgestellten Forderungen vgl. IBS/IGM (1981), verschiedene Aufsätze in BUHMANN u.a. (1984); IGM (1985).
3) Vgl. IBS/IGM (1981)
4) SCHARDT (1981)

LITERATUR

ASANGER, R.; WENNINGER, G. (Hg.) (1980): Handwörterbuch der Psychologie. Weinheim: Beltz.

AUSSCHUSS ARBEITSMEDIZIN beim Hauptvorstand der Gewerblichen Berufsgenossenschaften (1981): Arbeitsmedizinischer Grundsatz, Nachtarbeit, 7. Fassung.

BAMBERG, E., GREIF, S. (1982): Streß: Bedrohung der Gesundheit oder subjektiver Begriff? In: Psychosozial, 5, 1, 8 - 28. Reinbek: Rowohlt.

BECKER, H.; RUHLAND, W. (1980): Forschungsbericht Nr. 22 des Bundesministeriums für Arbeit und Sozialordnung. Bonn.

BIRBAUMER, N. (1977): Zum Problem der Psychosomatik. In: BIRBAUMER, N.: Psychophysiologie der Angst. München: Urban & Schwarzenberg.

BIRKWALD, R.; PORNSCHLEGEL, H. (1976): Handlungsanleitung zur menschengerechten Arbeitsgestaltung und das Betriebsverfassungsgesetz. Lernprogramm 821 der IG Metall.

BÖKER, R. (1971): Entwicklung und Ursachen des Krankenstandes der westdeutschen Arbeiter. Das Argument, Nr. 69, 901 - 927.

BROCK, A.; FUNKE, H.; EINEMANN, E.; ABHOLZ, H.H.; HOPPENSACK, T. (1980): Betriebliche Gesundheit und gewerkschftliche Arbeit in einer norddeutschen Werft - Ansätze einer Arbeitermedizin in der BRD. In: Argument Sonderband AS53. Berlin: Argument Verlag und in: WSI - Mitteilungen, 5/1980.

BUHMANN, H.; LUCY, H.; WEBER, R. u.a. (1984): Geisterfahrt ins Leere. Roboter und Rationalisierung in der Automobilindustrie. Hamburg: VSA-Verlag.

CAPLAN, R.D.; COBB, S.; FRENCH, J.R.P.; HARRISON, R.van; PINNEAU, S.R. (1982)(hg. und eingeleitet von I. UDRIS): Arbeit und Gesundheit. Streß und seine Auswirkungen bei verschiedenen Berufen. Bern, Huber.

COBB, S. (1978): Rollenbezogene Verantwortung: Die Differenzierung eines Konzepts. In: FRESE, GREIF & SEMMER (1978).

COOPER, C.L.; MARSHALL, J. (1978): Sources of managerial and white collar stress. In: COOPER, C.L.; PAYNE, R. (Ed.): Stress at work. Chichester: Wiley.

DEUTSCHER GEWERKSCHAFTSBUND (Hg.) (1978): Menschengerechte Arbeitsgestaltung. Köln: Bund Verlag.

DOHRENWEND, B.S.; DOHRENWEND, B.P. (Eds.) (1974): Stressful life events: Their nature and effects. New York: Wiley.

DUNCKEL, H. (1985):Mehrfachbelastungen am Arbeitsplatz und psychosoziale Gesundheit. Psychologische Überlegungen und aktuarische Analysen. Europäische Hochschulschriften VI/152. Frankfurt a.M.: Peter Lang.

EULER, H.P. (1977): Das Konfliktpotental industrieller Arbeitsstrukturen. Opladen: Westdeutscher Verlag.

FRANKENHAEUSER, M. (1981): Coping with job stress - a psychobiological approach. In: GARDELL, B.; JOHANSSON, G. (Eds.): Working life. Chichester: Wiley.

FRENCH, J.R.P.; CAPLAN, R.D. (1972): Organizational stress and individual strain. In: MESSOW, A.J. (Ed.): The failure of success. New York: AMACOM.

FRESE, M. (1977): Psychische Störungen bei Arbeitern. Salzburg: Otto Müller Verlag.

FRESE (Hg.) (1981): Streß im Büro. Bern: Huber.

FRESE, M. (1985): Stress at Work and Psychosomatic Complaints: A causal Interpretation. In: Journal for Applied Psychology, in press.

FRESE, M.; GREIF, S.; SEMMER, N. (1978): Industrielle Psychopathologie. Bern, Huber.

FRESE, M.; MOHR, G. (1978): Die psychopathologischen Folgen des Entzugs von Arbeit: Der Fall Arbeitslosigkeit. In FRESE, GREIF & SEMMER (1978).

FREY, D.; SPIELMANN, U. (1983): Führung - Konzepte und Theorien. In: FREY, D.; GREIF, S. (Hg.): Sozialpsychologie. Ein Handbuch in Schlüsselbegriffen. München: Urban & Schwarzenberg., 164 - 173.

FUNKE, H., GEISSLER, B., THOMA; P. (1974): Industriearbeit und Gesundheitsverschleiß. Köln: EVA.

GARDELL, B. JOHANSSON, G. (1981): Working Life. A Social Contribution to Work Reform. Chichester: Wiley.

GARDELL, B. (1978): Arbeitsgestaltung, intrinsische Arbeitszufriedenheit und Gesundheit. In FRESE, GREIF & SEMMER (1978).

GAUSSMANN, A.; SCHMIDT, M. (1980): Monotonie am Arbeitsplatz. Dortmund: Gesellschaft für Arbeitsschutz und Humanisierungsforschung.

GREIF S. (1983): Streß und Gesundheit. Ein Bericht über Forschungen zur Belastung am Arbeitsplatz. In: Zeitsch. f. Sozialisationsforschung und Erziehungssoziologie, 3, 41 - 58.

GREIF, S.; BAMBERG, Eva; DUNCKEL, H.; FRESE, M.; MOHR, Gisela; RÜCKERT, Dorothee; RUMMEL, Martina; SEMMER, N.; ZAPF, D. u.a. (1983): Abschlußbericht des Forschungsprojektes "Psychischer Stress am Arbeitsplatz - hemmende und fördernde Bedingungen für humanere Arbeitsplätze". Bonn: Bundesministerium für Forschung und Technologie, Projektträger "Humanisierung des Arbeitslebens", Kennzeichen 01 VD 177 - ZA - TAP 0016.

HACKER, W. (1978): Allgemeine Arbeits- und Ingenieurspsychologie. 2. Aufl., Bern: Huber.

HACKER, W. & RICHTER, P. (1980): Psychische Fehlbeanspruchung: Psychische Ermüdung, Monotonie, Sättigung und Streß. Spezielle Arbeits- und Ingenieurspsychologie, Lehrtext 2. Berlin (DDR): Verlag der Wissenschaften.

HENKEL, D.; ROER, D. (1980): Sozialepidemiologie psychischer Störungen. Argument Sonderheft SH 38. Berlin: Argument Verlag.

HOUSE, J.S. (1981): Work stress and social support. Reading, Mass.: Addison - Wesley.

IG METALL Stuttgart (1979): Werktage müssen menschlicher werden. Stuttgart, 28.8.79.

IG METALL (1985): Das 10 - Schritte - Programm. Eine Hilfe zur Selbsthilfe für Betriebsräte bei betrieblichen Rationalisierungsvorhaben in der Produktion. Frankfurt a.M.

INNOVATIONS- und TECHNOLOGIEBERATUNGSSTELLE der IG METALL (1981): IBS/IGM-Info 2: Problem der Einführung von NC-Werkzeug-Maschinen. Berlin: Kupijai & Prochnow.

JAHODA, M. u.a. (1982): Die Arbeitslosen von Marienthal. Frankfurt a.M.: Suhrkamp; 4. Aufl.

JOHANSSON, G.; ARONSSON, G.; LINDSTRÖM, B. (1978): Social psychological and neuroendocrine stress reactions in highly mechanized work. In: Ergonomics, 21, 583 - 589.

KARASEK, R.A. (1979): Job demands, job decision latitude and mental strain: Implications for job redesign. In: Administrative Science Quarterly, 24, 285 - 308.

KARASEK, R.A.; BAKER, D.; MARXER, F.; AHLBOM, A.; THEORELL, T. (1981): Job Decision Latitude, Job Demands and Cardiovascular Disease: A Prospective Study of Swedish Men. American Journal of Public Health, 71, 694 - 705.

KARMAUS, W.; MÜLLER, U.; SCHIENSTOCK, G. (1979): Streß in der Arbeitswelt. Köln: Bund Verlag.

KIESER, A.; KUBICEK, H. (1977): Organisation. Berlin: De Gruyter.

KITTNER, M. (Hg.) (1985): Gewerkschaftsjahrbuch 1985. Daten - Fakten - Analysen. Köln: Bund Verlag.

KLEIBER, D. (1985): Arbeit, Arbeitslosigkeit und Persönlichkeitsentwicklung. In: KEUPP, H.; KLEIBER, D.; SCHOLTEN, B. (Hg.): Im Schatten der Wende. Forum für Verhaltenstherapie und psychosoziale Praxis, Bd. 8. Tübingen: DGVT.

KONSTANTY, R. (1980): Warum wir ein neues Arbeitsschutzgesetz brauchen. In: Die Quelle, Sept. 1980.

KORNHAUSER, A. (1965): Mental health of the industrial worker. New York: Wiley.

KOTTHOFF, H. (1976): Die soziale Wirklichkeit des Betriebsverfassungsgesetzes. Unveröffentlichter Materialbericht. Teil I: Ergebnisse der Betriebsrätebefragung. Freiburg.

KOTTHOFF, H. (1979a): Die unterschiedlichen Typen von Betriebsräten und die Bedingungen gewerkschaftlicher Arbeit. Unveröffentlichtes Diskussionspapier am Institut für Soziologie der Universität Freiburg.

KOTTHOFF, H. (1979b): Zum Verhältnis von Betriebsrat und Gewerkschaft. Ergebnisse einer empirischen Untersuchung. In: BERGMANN, J. (Hg.): Beiträge zur Soziologie der Gewerkschaften. Frankfurt a.M.: Suhrkamp.

LAROCCO, J.M.; HOUSE, J.S.; FRENCH, J.R.P. (1980): Social support, occupational stress and health. J. Health Soc. Behav., 21, 202 - 218.

LAZARUS, R.S.; LAUNIER, R. (1981): Streßbezogene Transaktionen zwischen Person und Umwelt. In: NITSCH (1981).

MARGOLIS, B.K.; KROES, W.H.; QUINN, R.P. (1974): Job stress: An unlisted occupational hazard. In: J. occup. Med., 16, 654 - 661.

MARTIN, E.; UDRIS, I.; ACKERMANN, U.; OEGERLI, K. u.a. (1980): Monotonie in der Industrie. Bern: Huber.

MARSTEDT, G.; SCHAHN, K. (1977): Eine Analyse der Zusammenhänge von Arbeitsbedingungen und psychischen Störungen. In: Psychologie und Praxis, 21, 1 - 12.

MOHR, Gisela (1986): Die Erfassung psychologischer Befindensbeeinträchtigungen bei Arbeitern. Reihe: Europäische Hochschulschriften, Reihe IV: Psychologie, Bd. 172. Frankfurt a.M., Bern, New York: Peter Lang.

NITSCH, J.,R. (Hg.)(1981): Stress. Theorien, Untersuchungen, Maßnahmen. Bern, Huber.

NITSCH, J.R. (1981b): Streßtheoretische Modellvorstellungen. In: NITSCH (1981).

OESTERREICH, R. (1981) Handlungsregulation und Kontrolle. München: Urban & Schwarzenberg.

PROJEKT SCHICHTARBEIT (PROSA) (1981): Gesamtergebnis der Problemanalyse. Hg. vom Hauptvortand der IG Chemie, Papier, Keramik. Hannover.

PSYCHIATRIE ENQUETE (1975): Zur psychiatrischen und psychotherapeutischen/ psychosomatischen Versorgung der Bevölkerung. In: Bericht über die Lage der Psychiatrie in der Bundesrepublik. Drucksache 7/4200 des Deutschen Bundestages.

ROHMERT, W.; RUTENFRANZ, J. (1975): Arbeitswissenschaftliche Beurteilung der Belastung und Beanspruchung an unterschiedlichen Industriearbeitsplätzen. Bonn: Bundesminister für Arbeit und Sozialordnung.

RUMMEL, M.; BAMBERG, E.; DUNCKEL, H.; FRESE, M.; GREIF, S. (Projektleitung), MOHR, G.; RÜCKERT, D.; SEMMER, N.; ZAPF, D. (1983): Neues zum Thema "Psychischer Streß am Arbeitsplatz". Ein Untersuchungsbeicht für die Beteiligten. Freie Universität/ Universität Osnabrück (vervielfältigtes Typoskript).

RUTENFRANZ, J. (1981): Arbeitsmedizinische Aspekte des Streßproblems. In: NITSCH (1981).

SCHARDT, L.P. (1981): Humanisierung der Arbeit und die Anwendungspraxis der §§ 90,91 Betriebsverfassungsgesetz. In: Arbeitsgruppe "HUMANISIERUNG DER ARBEITSWELT" (Hg): Belastung - Beanspruchung - Streß am Arbeitsplatz. Unveröffentl. Manuskript.

SCHARDT, L.P.; ZACHERT, U. (1982): Rechtliche Grundlagen der Arbeitsgestaltung. In: ZIMMERMANN (1982d).

SCHIENSTOCK, G.; KARMAUS, W.; MÜLLER, U. (1979): Arbeitsbelastungen, Streß und Bewältigungsmöglichkeiten. In: KARMAUS u.a. (1979).

SCHÖNPFLUG, W.; SCHULZ, P. (1979): Lärmwirkungen bei Tätigkeiten mit komplexer Informationsverarbeitung. Berlin (West): Institut für Psychologie der Freien Universität (Umweltforschungsplan des Bundesministers des Inneren: Lärmbekämpfung. Forschungsbericht 79-105 01 201).

SCHULZ, P.; HOEFERT, W. (1981): Wirkungsmechanismen und Effekte von Zeitdruck bei Angestelltentätigkeiten: Feld- und Laborstudien. In: FRESE (1981).

SELIGMAN, M.E.P. (1979): Erlernte Hilflosigkeit. München: Urban & Schwarzenberg.

SELYE, H. (1981): Geschichte und Grundzüge des Streßkonzepts. In: NITSCH (1981).

SELYE, H. (1983): Streß. Reinbek: Rowohlt.

SEMMER, N. (1980): Streß. In: ASANGER & WENNINGER (1980).

SEMMER, N. (1984): Streßbezogene Tätigkeitsanalyse. Weinheim und Basel: Beltz.

SEMMER, N. (1985): Arbeitsbedingungen und psychische Gesundheit. In: Dokumentation des Evangelischen Pressedienst Nr. 21/85: Wann macht Arbeit krank? Hg. vom Gemeinschaftswerk der Evangelischen Publizistik. Frankfurt a.M., 21 - 39.

SIEGRIST, J. (1982): Streß und koronare Herzkrankheiten. In: Psychosozial 5, 1, 29 - 39.

UDRIS, I. (1981): Streß in arbeitspsychologischer Sicht. In: NITSCH (1981).

UDRIS, I. (1982a): Psychische Belastung und Beanspruchung. In: ZIMMERMANN (1982a).

UDRIS, I. (1982b): Soziale Unterstützung: Hilfe gegen Streß? In: Psychosozial, 5, 1, 78 - 91.

VOLKHOLZ, V. (1977): Belastungsschwerpunkte und Praxis der Arbeitssicherheit. Forschungsbericht im Auftrag des Bundesministeriums für Arbeit und Sozialordnung. Bonn.

WACKER, A. (Hg.) (1981): Vom Schock zum Fatalismus? Soziale und psychische Auswirkungen von Arbeitslosigkeit. Frankfurt a.M.: Campus, 2. Aufl.

WALL, T.D.; CLEGG, C.W. (1981): A longitudinal field study of group work redesign. In: Journal of Occupational Behavior, 2, 31 - 49.

ZAPF, D. (1986): Beschreibung der Veränderung von Skalen und Stichprobenmerkmalen. In: FRESE, M. (1986) (unter Mitarbeit von D. Zapf): Soziale Unterstützung, Kontrollüberzeugungen, Coping und Abwehr als Intervenierende Variablen des Zusammenhangs zwischen Streß am Arbeitsplatz und psychischen und psychosomatischen Beschwerden. Forschungsbericht an die Deutsche Forschungsgemeinschaft DFG. München.

ZAPF, D. (i.Vorb.): Selbst- und Fremdbeobachtung in der Arbeitsanalyse (Arbeitstitel). Dissertationsvorhaben am Institut für Psychologie der Freien Universität Berlin.

ZIMMERMANN, L. (Hg.) (1982a): Humane Arbeit - Leitfaden für Arbeitnehmer, Bd. 5: Belastungen und Streß bei der Arbeit: Körperliche und psychische Beanspruchung - Gesundheit - Erholungspausen. Reinbek: Rowohlt.

ZIMMERMANN, L. (Hg.) (1982b): Humane Arbeit - Leitfaden für Arbeitnehmer, Bd. 4: Organisation der Arbeit. Reinbek: Rowohlt.

ZIMMERMANN, L. (Hg.) (1982c): Humane Arbeit - Leitfaden für Arbeitnehmer, Bd. 2: Gesundheitsgefahren bei der Arbeit. Reinbek: Rowohlt.

ZIMMERMANN, L. (Hg.) (1982d): Humane Arbeit - Leitfaden für Arbeitnehmer, Bd. 1: Arbeitsgestaltung und Mitbestimmung. Reinbek: Rowohlt.

ZINTL- WIEGAND, A.; SCHMIDT - MAUSHART, L.; LEISNER, R.; COOPER, B. (1978): Psychische Erkrankungen in Mannheimer Allgemeinpraxen. In: HAFNER, H. (Hg.): Psychiatrische Epidemiologie. Berlin: Springer.

NOTIZEN

NOTIZEN

Ratgeber

Hermann Adam
Bausteine der Volkswirtschaftslehre
Neunte, völlig überarbeitete und erweiterte Auflage

Hermann Adam
Der Kampf um Löhne und Gewinne
Vierte, überarbeitete und erweiterte Auflage

Heinz-G. Dachrodt
Zeugnisse lesen und verstehen
Formulierungen und ihre Bedeutung

Heinz-G. Dachrodt
Erfolgreiche Reden und Ansprachen
Mit zahlreichen Musterreden für jeden Anlaß

Heinz-G. Dachrodt
Arbeit und Gesellschaft im Umbruch
Zukunft ohne Arbeit
Arbeit ohne Zukunft?
Mit zahlreichen Abbildungen und Tabellen

Wolfgang Fricke
Erfolgreich verhandeln
Diskussionsleitung, Verhandlungsvorbereitung, Verhandlungsführung
Zweite, überarbeitete Auflage

Wolfgang Fricke
Frei reden
Leitfaden für Arbeitnehmer
Zweite, überarbeitete Auflage

Dietmar Hexel, Karl Löffert
Alkoholmißbrauch am Arbeitsplatz
Helfen statt disziplinieren

Deutscher Gewerkschaftsbund (Hrsg.)
99 Tips für Arbeitslose
Mit Hinweisen für Betriebs- und Personalräte
Autoren: Hans Nakielski, Rolf Winkel vom Rheinischen Journalistenbüro, Köln, und DGB-Bundesvorstand, Abt. Arbeitsmarktpolitik
Vorwort: Gerd Muhr

Durchblick
Das Lexikon der Datenverarbeitung für Arbeitnehmer
Herausgegeben von Lothar Zimmermann
Autoren: Friedrich-L. Holl, Erika Gipperich, Joachim Bickenbach
Mit zahlreichen Abbildungen

Annegret Köchling
Bildschirmarbeit
Gesundheitsregeln und Gesundheitsschutz

Heribert Kohl, Bernd Schütt (Hrsg.)
Neue Technologien und Arbeitswelt
Was erwartet die Arbeitnehmer?

Walter Köpping
Mit Freude lernen
Die Arbeit mit Buch und Zeitung
– Materialsammlung – Rede – Diskussion – Versammlung
Dritte, unveränderte Auflage

Wolfram Kowalewsky
Über den Umgang mit Vorgesetzten
Von Macht und Mut am Arbeitsplatz

Rolf Neubarth
Erfolgreiche Bewerbung

Ratgeber 1987
Lohnsteuer sparen
Von Hans-Georg Wehner und Günter Pehl
26., völlig überarbeitete Auflage

Ratgeber 1987
Einkommensteuer sparen
von Günter Pehl und Hans-Georg Wehner
15., völlig überarbeitete Auflage

Ratgeber 1987
Gerd Stuhrmann
Steuertips zum Haus- und Grundbesitz
Zweite, überarbeitete Auflage

Ratgeber 1987
Steuergesetze für Arbeitnehmer
Textausgabe mit ausführlichem Sachregister und einer Einführung von Dr. Gerd Stuhrmann
Sechste, neu bearbeiete Auflage

Marianne Resch, Martina Rummel
Von allem die Hälfte!
Frauen im Beruf

Ulfert Schröder
Deutschlands schönste Radtouren
Vierzehn Wochenfahrten für Fortgeschrittene
Mit 112 Tourenskizzen und zahlreichen Abbildungen

Willy B. Wange
Radwandern in Deutschland
Ein Ratgeber mit 1000 Tips und 100 Touren

Frank Wiegmann
Gedächtnistraining
Mit 124 Abbildungen und 27 Tabellen

Bund-Verlag

Handbibliothek für Betriebsräte

Peter Berg,
Manfred H. Bobke
Das Betriebsverfassungsgesetz
Ein Leitfaden für aktive Betriebsratsarbeit
Mit Gesetzestext und Wahlordnungen

Burchard Bösche
Die Rechte des Betriebsrats bei Kündigungen
Anhörung, Widerspruch und Weiterbeschäftigung nach § 102 BetrVG

Hanns Brauser
Michael Schoden
Jugendarbeitsschutzgesetz – Kommentar für die Praxis

Horst Brehm, Gerd Pohl (Hrsg.)
Gewerkschaftliche Gegenwehr
Leitfaden zur Interessenvertretung in Unternehmen und Betrieb

Ulrich Briefs, Jürgen Krack,
Karl Neumann,
Gert Volkmann,
Heinrich Strohauer
Gewerkschaftliche Betriebspolitik und Information
Kennziffern für die Informationsarbeit der gewerkschaftlichen Interessenvertretung

Heinz-G. Dachrodt,
Heinz-Otto Meier
Wie führt man eine Betriebsversammlung durch?

Heinz-G. Dachrodt,
Heinz-Otto Meier
Der erfolgreiche Betriebsrat
Ein praktischer Ratgeber für den Schriftverkehr

Heinz-G. Dachrodt,
Heinz-Otto Meier
Praktische Betriebsratsarbeit

DGB — ÖGB — SGB
Menschengerechte Arbeitsgestaltung
2. Informationsschrift

DGB-Bundesvorstand (Hrsg.)
Behinderte in der Arbeitswelt
Ein Leitfaden zur Interessenvertretung

Horst Föhr
Arbeitsrecht für Arbeitnehmer

Johann Frerichs,
Carola Möller, Jürgen Ulber
in Zusammenarbeit mit dem DGB-Bundesvorstand
Leiharbeit und betriebliche Interessenvertretung
Vorwort: Gerd Muhr

Albert Gnade,
Karl Kehrmann,
Wolfgang Schneider,
Hermann Blanke
Betriebsverfassungsgesetz Kommentar für die Praxis
Zweite, völlig überarbeitete und erweiterte Auflage

Albert Gnade,
Karl Kehrmann,
Wolfgang Schneider,
Hermann Blanke
Betriebsverfassungsgesetz – Kurzkommentar für die Praxis

Michael Kittner
Arbeits- und Sozialordnung
Ausgewählte und eingeleitete Gesetzestexte

Heribert Kohl
Personalplanung – Arbeitsplatzsicherung – Tarifvertrag

Eva Kuda, Ulrich Mignon
Berufliche Bildung
Situation – Konflikte – Lösungen
Dritte, überarbeitete und erweiterte Auflage

Gerhard Leminsky,
Bernd Otto
Politik und Programmatik des Deutschen Gewerkschaftsbundes
Zweite, völlig überarbeitete Auflage

Heinz-Otto Meier
Interessenausgleich und Sozialplan
Ein Ratgeber für Betriebsräte

Mitbestimmungsgesetze
Mit einem ausführlichen Sachregister
Herausgegeben und eingeleitet von Prof. Dr. Michael Kittner

Gerd Urban, Sedat Sari
Roboter und Arbeitsbedingungen
Handlungsanleitung für Betriebsräte bei der Einführung von Robotersystemen

Erich Weber, Walter Bitzer,
Wilfried Oberknapp
Handbuch für den Arbeitnehmer
Siebzehnte, völlig überarbeitete Auflage

Bund-Verlag